Heike Schönegge
Dörte Helberg

Bauch weg!

südwest

Inhalt

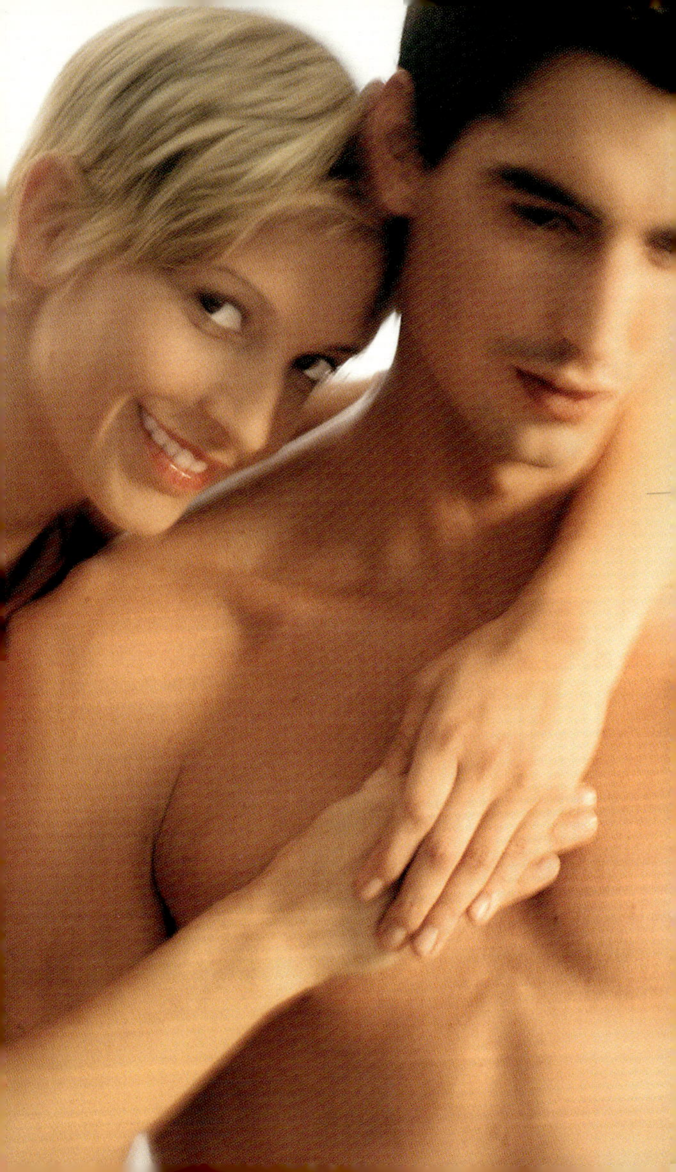

Vom Waschbär- zum Waschbrettbauch

Der Bauch ist für viele Menschen die Problemzone Nummer eins. Neidvoll fallen die Blicke der »Besserbestückten« auf alle diejenigen, die sich wohlgeformt und durchtrainiert im bauchfreien Modezeitalter zeigen können. Wenn auch Sie ran an die Rippen wollen: Mit diesem Bauch-Coach machen Sie aus einem Waschbär- garantiert einen Waschbrettbauch. Die ideale Kombination aus Fatburntraining, Workoutübungen und der richtigen Ernährung verhilft auch Ihnen zu einer ansehnlichen Körpermitte.

So funktionieren Bauchmuskeln

Wie viel Bauch wir haben, ist zu einem nicht unerheblichen Teil genetische Veranlagung. Insbesondere der männliche Körper ist so programmiert, dass er gerade in der Körpermitte Fettreserven für mögliche magere Zeiten speichert. Denn Fettpölsterchen haben unter bestimmten Bedingungen durchaus ihren Sinn – dann nämlich, wenn der Nachschub an Nahrung nicht sichergestellt ist und nur unregelmäßig erfolgt. In solchen Notzeiten ist es erforderlich, viel zu essen und alles, was nicht unmittelbar benötigt wird, in Form von Fettdepots zu speichern. Solche mageren Jahre gibt es zumindest in unserer Gesellschaft nicht mehr. Aber: Unser Organismus hat sich noch nicht darauf eingestellt. Und bunkert deshalb weiter fleißig Fett.

(K)ein schweres Erbe

Eine falsche Schlussfolgerung aus diesen Erkenntnissen wäre nun, Übergewicht als Schicksal zu bezeichnen, da die Erbanlagen ja vorgegeben sind und nicht verändert werden können. Doch welche Rolle auch immer die Gene spielen, nicht das Übergewicht an sich wird vererbt, sondern nur die Veranlagung dafür. Dies ist u. a. auch daran zu erkennen, dass sich die Erbanlagen der Mitteleuropäer in den letzten 100 Jahren mit Sicherheit nicht verändert haben. Dennoch ist es in Mitteleuropa zu einer rapiden Zunahme des Übergewichtsproblems gekommen.

Wunder dauern länger

Um Ihnen von vornherein keine falschen Versprechungen zu machen: Wer eine stattliche Fettschicht über der Bauchmuskulatur spazieren trägt und ein »Six-Pack« anstrebt, wird nur Erfolg haben, wenn er neben regelmäßigem Bauchkrafttraining durch regelmäßiges Ausdauertraining (Laufen, Biken, Schwimmen, Skaten, Studiotraining an Cardiogeräten) Fett abbaut. Da nützen auch die immer wiederkehrenden Werbeaussagen wenig, wonach ein gut trainierter Muskel kein Fett in seiner Nähe duldet. Biologische Gesetze lassen sich trotz Hightech-Bauchweg-Trainern und »Wundermitteln« nicht umgehen: Wer ein Waschbrett möchte, muss gleichzeitig auch das Körperfett niedrig halten. Das klappt durch alleiniges Bauchtraining – und sei es noch so intensiv – normalerweise leider nicht.

Wirksame Kombination

Soll Fett abgebaut werden, eignet sich am besten die Kombination aus Kraft- und Ausdauertraining. Das Krafttraining sorgt für eine Erhöhung des Muskelanteils, was den Kalorienumsatz auch in Ruhe erhöht. Das Ausdauertraining sorgt für eine Erhöhung der Fettverbrennung sowohl in Ruhe als auch unter Belastung.
Vor allem Einsteiger und Personen mit deutlichem Übergewicht sollten die Intensität niedrig wählen, damit insbesondere der Fettstoffwechsel angezapft wird (nähere Infos zum Fatburning ab Seite 41). Fortgeschrittene können auch intensiver trainieren und auf diese Weise Kalorien vernichten.

Unsere Bauchmuskulatur

Die gesamte Bauchmuskulatur besteht aus geraden, schrägen, queren und seitlichen Muskeln. Sichtbar sind vor allem die an der Oberfläche liegenden geraden Bauchmuskeln sowie auch die äußeren schrägen Bauchmuskeln, während die tiefer liegenden inneren schrägen, queren und seitlichen Muskeln überwiegend verdeckt sind.
Die langen Stränge des geraden Bauchmuskels (Musculus rectus abdominis) unterteilen sich durch Zwischensehnen in vier (seltener fünf) Abschnitte, die das Relief des Waschbrettbauchs bilden.

Nicht einzeln trainierbar

Die geraden, schrägen und queren Bauchmuskeln wirken als funktionelle Einheit, einzelne Muskeln können mit Training nicht isoliert angesprochen werden. Wissenschaftliche Messungen der Muskelaktivität belegen allerdings, dass sich je nach Übung Unterschiede in der Höhe der Muskelspannung ergeben: Man kann also beim Training durchaus Akzente setzen!
Den queren Bauchmuskeln wird beispielsweise durch das horizontal verlaufende Verspannungssystem besondere Bedeutung für die Taillenbildung zugesprochen.

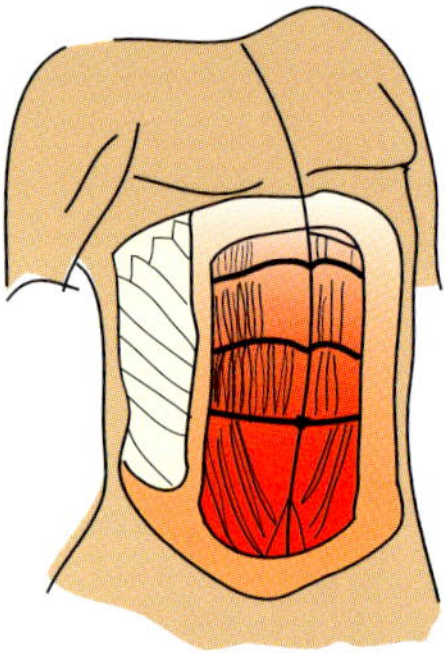

Gerader Bauchmuskel

(Rectus abdominis)

Seine beiden Längsstränge verlaufen vom Brustbein zum Schambein. Sie sind unterteilt in drei gleich große, durch schmale Zwischensehnen getrennte Muskelbäuche oberhalb und einen größeren unterhalb des Nabels. Der Rectus abdominis ist hauptsächlich für die Stabilisierung und Beugung des Rumpfs verantwortlich.

Querer Bauchmuskel

(Transversus abdominis)

Seine Fasern führen vom Darmbeinkamm und den flächigen Sehnen der Rückenstreckmuskeln zu den geraden Bauchmuskeln. Der Transversus formt zusammen mit den Obliqui (siehe unten) die Taille und wirkt zusammen mit den anderen Bauchmuskeln an der Aufrichtung des Beckens mit.

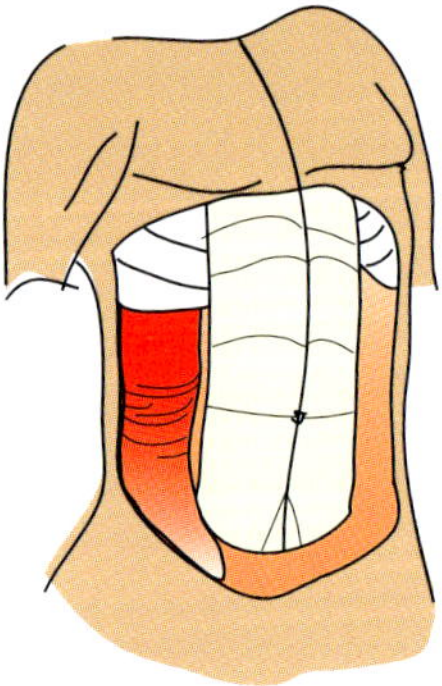

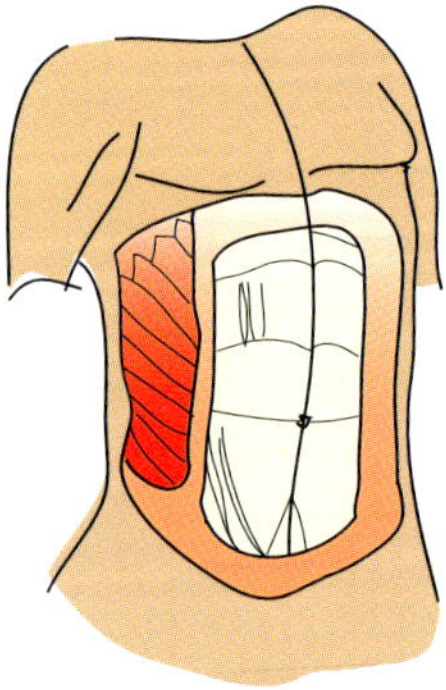

Schräge Bauchmuskeln

(Obliquus internus + externus)

Der äußere Teil (externus) verläuft von den Außenseiten der unteren Rippen zum Darmbeinkamm, der innere (internus) von der Innenseite. Beide zusammen bewirken die Drehung und Seitneigung des Rumpfs.

Aufgaben der einzelnen Muskeln

- Das Aufrollen (bei Crunches oder Sit-ups) wird im Wesentlichen durch die gerade Bauchmuskulatur bewirkt, wobei die schrägen Bauchmuskeln unterstützend in Aktion sind.
- Umgekehrt helfen die geraden Bauchmuskeln entscheidend bei Seitdrehungen des Rumpfes (z. B. Übung Twisted Crunches), die durch die Aktivität der schrägen Bauchmuskeln verursacht werden. Dabei kontrahieren die inneren schrägen Bauchmuskeln (Musculus obliquus internus abdominis) der gleichen Seite gemeinsam mit den äußeren schrägen Partien (Musculus obliquus externus abdominis) der Gegenseite.
- Zusätzlich sind die queren Bauchmuskeln (Musculus transversus abdominis) im Sinne einer »Bauchpresse« aktiv. Dies gilt vor allem auch für die statischen Kräftigungsübungen (z. B. Bodendrückerübungen), bei denen die Muskulatur angespannt wird, ohne dass der Rumpf dabei bewegt wird. Gemeinsam mit den geraden und schrägen Bauchmuskeln versetzen sie die Bauchdecke unter hohe Spannung, machen sie flach und straff.
- Beim Seitbeugen (z. B. Übung Rumpf-Seitheben) des Körpers kontrahieren die seitlichen Bauchmuskeln (Musculus quadratus lumborum), unterstützt von den inneren und äußeren schrägen Bauchmuskeln derselben Seite.

Babybauch – was tun?

Mit einem dicken Bauch ins Fitnessstudio oder auf die Laufstrecke? Vielen Frauen schlägt Unverständnis entgegen, wenn sie auch während der Schwangerschaft Sport treiben. Dabei ist namhaften Gynäkologen zufolge Sport wie Radeln, Joggen oder Gymnastik sogar für die Geburt vorteilhaft. Studien ergaben, dass die Entbindung dadurch kürzer und leichter werden kann.
Auch ein Kaiserschnitt wird bei sportlichen Frauen seltener nötig. Der Grund: Beim Sport verbessern sich die Muskelausdauer und die Durchblutung.
Die Wassereinlagerungen in den Gefäßen vermindern sich, und die Mütter erholen sich schneller von der Geburt.

Rückbildungsgymnastik
Gezielte Gymnastik nach der Entbindung stabilisiert den Beckenboden und kräftigt den Bauchmuskelapparat. Schon in der ersten Woche nach der Geburt kann man mit leichter Gymnastik für die schrägen und queren Bauchmuskeln beginnen. Sie hilft der geraden Bauchmuskulatur, in acht bis zwölf Wochen die Rektusdiastase (Auseinanderweichen der geraden Stränge) zu schließen. In dieser Zeit sollte das Training dieser Muskeln vermieden werden! Bei einem Kaiserschnitt sollten Sie vor Aufnahme des Trainings erst den Arzt fragen. Beachten Sie auch die Food-Tipps ab Seite 94.

Feststellen der Rektusdiastase

- Rückenlage, Kopf anheben.
- Fühlen Sie mit den Fingern einer Hand über dem Nabel, ob Sie einen Spalt zwischen den beiden geraden Strängen spüren. Bei einer Lücke bis zu zwei Fingerkuppen nebeneinander reicht ein normales Training der schrägen Muskeln (täglich 15 Minuten) aus. Ist der Spalt größer, brauchen Sie zusätzlich eine Fixierung (Bauchgurt, Spezialmieder).

Tipps für die Fitnessübungen in diesem Buch

- Vermeiden Sie Übungen in Bauchlage.
- Atmen Sie während des Trainings immer sehr ruhig und gleichmäßig.
- Reduzieren Sie den Trainingswiderstand bzw. die Gewichte (an Maschinen und Hanteln) um 20 bis 40 Prozent.
- Nicht bei starker Hitze trainieren. Eine Überhitzung Ihres Körpers gefährdet die Gesundheit des Ungeborenen!
- Trinken Sie genug (mindestens zwei bis drei Liter täglich).
- Tragen Sie locker sitzende, luftdurchlässige Kleidung.

Tipps fürs Ausdauertraining

- Vermeiden Sie Sportarten, die ein höheres Verletzungsrisiko in sich bergen (Skaten, Aerobic, Tanzen, Ballsportarten, Racketsportarten wie Squash, Tennis, Badminton).
- Bestens geeignet ist Schwimmen, das den Kreislauf trainiert, die Gelenke schont und gegen viele Schwangerschaftsbeschwerden hilft.
- Achten Sie besonders darauf, dass Ihr Trainingspuls nicht übermäßig ansteigt.

Richtig trainieren in der Schwangerschaft

- Mit Einschränkung
- Unbedenklich
- Bedenklich

	Joggen	Schwimmen	Radfahren	Skilaufen	Fitness	Tennis, Squash
Wie lang?	Durchgehend	Bei korrekter Haltung durchgehend	Bei korrekter Haltung durchgehend	Alpin: bis Ende 4. Monat; Langlauf: durchgehend	Höchstens bis zur 16. Schwangerschaftswoche	Mit geringer Intensität durchgehend
Intensität	Puls bis Ende 3. Monat < 140; danach < 130	Puls < 140	Puls < 130	Alpin: nur flache Pisten; Langlauf: Puls < 140	Widerstände reduzieren, mehr Wiederholungen	Puls < 140
Wie oft?	Von Monat zu Monat weniger; Strecken reduzieren	Je nach Leistungsstand drei- bis siebenmal pro Woche	Je nach Leistungsstand drei- bis siebenmal pro Woche	Je nach Leistungsstand (Arzt fragen)	Nur zweimal pro Woche	Je nach Leistungsstand langsam reduzieren
Bemerkungen	Viel trinken; Hitzestau vermeiden; nur Kurzbelastungen; erhöhte Verletzungsgefahr	Wassertemperatur 20 bis 35 °C; Atmung wird mit der Zeit schwerer	Viel trinken; Hitzestau vermeiden; nur Kurzbelastungen; erhöhte Verletzungsgefahr	Unterkühlung vermeiden; bis 2000 Meter	Keine Bauchübungen, kein Training in Rückenlage	Viel trinken – Überhitzungsgefahr; keine Drehungen um die Körperachse; nur Kurzbelastungen

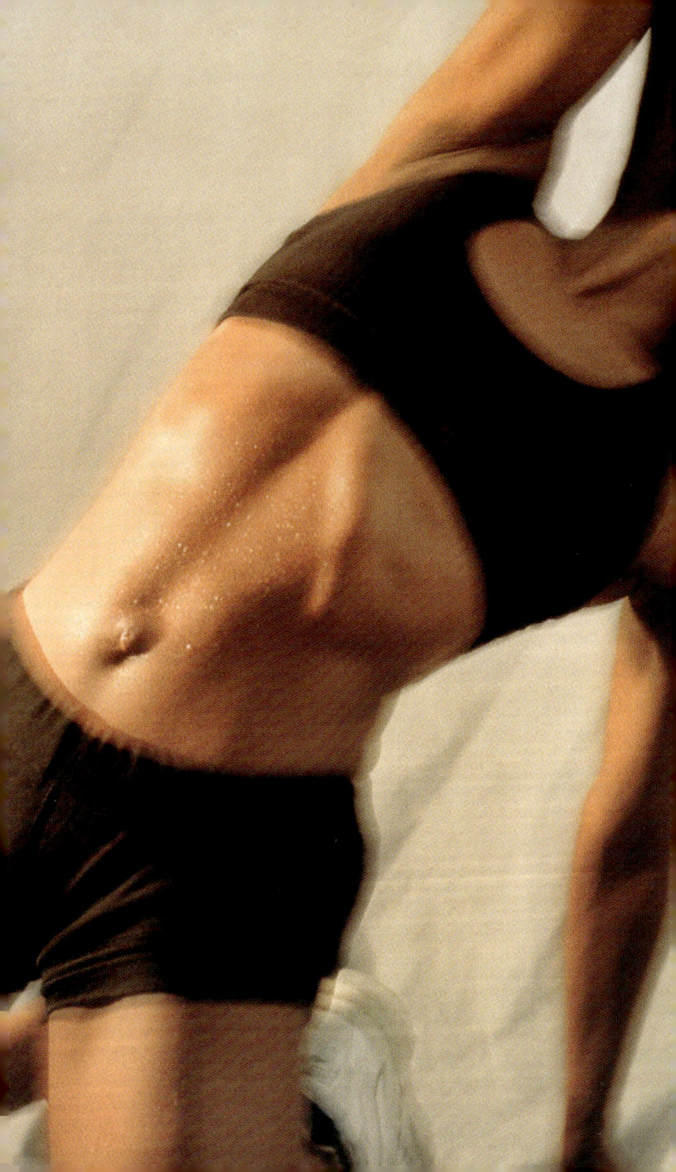

Das große Bauchworkout

Auf den nächsten Seiten finden Sie Ihr Workoutprogramm für eine schöne Körpermitte. Je nach Trainingszustand Ihrer Bauchmuskeln können Sie das Programm für Einsteiger, Fortgeschrittene oder Geübte wählen (siehe nächste Seite). Wichtig ist, dass Sie nach jedem Satz eine Pause von 30 bis 60 Sekunden machen. Wechseln Sie die Übungen von Tag zu Tag. So erreichen Sie jeweils andere Bereiche der Bauchmuskulatur. Achtung: Die Übungen sollten niemals ruckartig, sondern langsam und kontrolliert ausgeführt werden. Ab der fünften Woche steigern Sie entweder die Anzahl der Wiederholungen pro Satz oder die Anzahl der Sätze pro Übung. In beiden Fällen verbessern Sie so die Kraftausdauer.

Training für Anfänger

Woche 1–2						
MO	**DI**	**MI**	**DO**	**FR**	**SA**	**SO**
2 Übungen; 2–3 Sätze à 10–15 Wiederholungen	**Kein Bauchtraining;** bei Bedarf Fatburning	**2 Übungen;** 2–3 Sätze à 10–15 Wiederholungen	**Kein Training;** relaxen Sie, etwa in der Sauna	**2–3 Übungen;** 2 Sätze à 10–15 Wiederholungen	**Kein Bauchtraining;** bei Bedarf Fatburning	**2–3 Übungen;** 3 Sätze à 10–15 Wiederholungen

Woche 3–4						
MO	**DI**	**MI**	**DO**	**FR**	**SA**	**SO**
Kein Bauchtraining; bei Bedarf Fatburning	**2–3 Übungen;** 3 Sätze à 12–15 Wiederholungen	**Heute frei;** gönnen Sie sich eine Massage	**3 Übungen;** 3 Sätze à 12–15 Wiederholungen	**Kein Bauchtraining;** bei Bedarf Fatburning	**3 Übungen;** 3 Sätze à 15 Wiederholungen	**Kein Bauchtraining;** bei Bedarf Fatburning

Training für Fortgeschrittene

Woche 1–2						
MO	**DI**	**MI**	**DO**	**FR**	**SA**	**SO**
2–3 Übungen; 3 Sätze à 12–15 Wiederholungen	**Kein Bauchtraining;** bei Bedarf Fatburning	**2–3 Übungen;** 3 Sätze à 12–15 Wiederholungen	**Kein Training;** relaxen Sie, etwa in der Sauna	**2–3 Übungen;** 3 Sätze à 12–15 Wiederholungen	**Kein Bauchtraining;** bei Bedarf Fatburning	**2–3 Übungen;** 3 Sätze à 15–20 Wiederholungen

Woche 3–4						
MO	**DI**	**MI**	**DO**	**FR**	**SA**	**SO**
Kein Bauchtraining; bei Bedarf Fatburning	**3 Übungen;** 3–4 Sätze à 15–20 Wiederholungen	**Heute frei;** gönnen Sie sich eine Massage	**3 Übungen;** 3–4 Sätze à 15–20 Wiederholungen	**Kein Bauchtraining;** bei Bedarf Fatburning	**3 Übungen;** 3–4 Sätze à 15–20 Wiederholungen	**Kein Bauchtraining;** bei Bedarf Fatburning

Training für Geübte

Woche 1–2						
MO	**DI**	**MI**	**DO**	**FR**	**SA**	**SO**
3 Übungen; 3–4 Sätze à 15–20 Wiederholungen	**Kein Bauchtraining;** bei Bedarf Fatburning	**3 Übungen;** 3–4 Sätze à 15–20 Wiederholungen	**Kein Training;** relaxen Sie, etwa in der Sauna	**3–4 Übungen;** 4 Sätze à 15–20 Wiederholungen	**Kein Bauchtraining;** bei Bedarf Fatburning	**3–4 Übungen;** 4 Sätze à 20–25 Wiederholungen

Woche 3–4						
MO	**DI**	**MI**	**DO**	**FR**	**SA**	**SO**
Kein Bauchtraining; bei Bedarf Fatburning	**3–4 Übungen;** 4 Sätze à 20–25 Wiederholungen	**Heute frei;** gönnen Sie sich eine Massage	**4 Übungen;** 4 Sätze à 20–25 Wiederholungen	**Kein Bauchtraining;** bei Bedarf Fatburning	**4 Übungen;** 4 Sätze à 20–25 Wiederholungen	**Kein Bauchtraining;** bei Bedarf Fatburning

Bodenübungen ohne Equipment

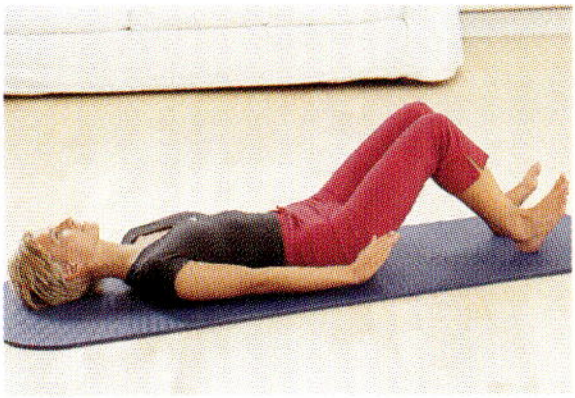

Ziehharmonika 1. Rückenlage, Beine aufstellen. Arme seitlich neben dem Körper ausstrecken und anheben.

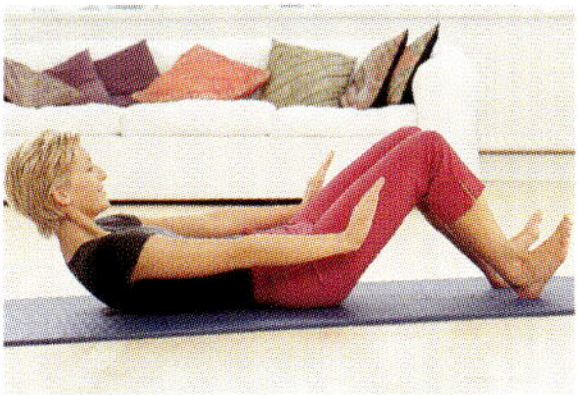

2. Nun das Kinn zur Brust ziehen und die Arme mit den Handflächen voran parallel zum Boden nach vorn schieben.

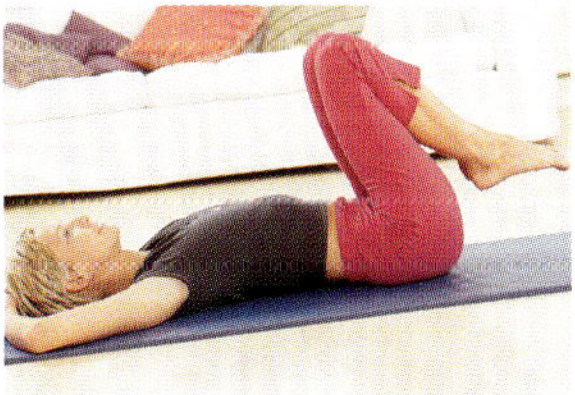

Beckenwippe 1. In Rückenlage Beine beugen und anziehen.

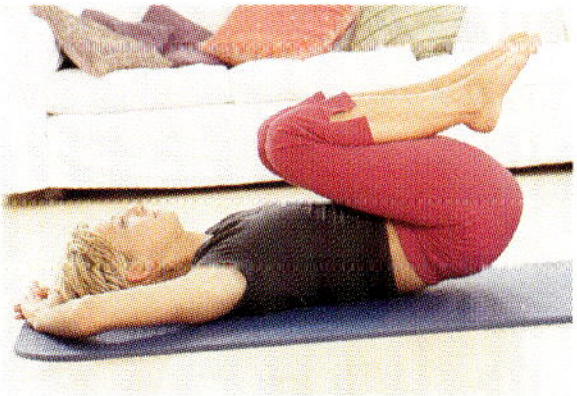

2. Die Knie zur Brust führen, dabei das Becken einrollen.

Bodenübungen ohne Equipment

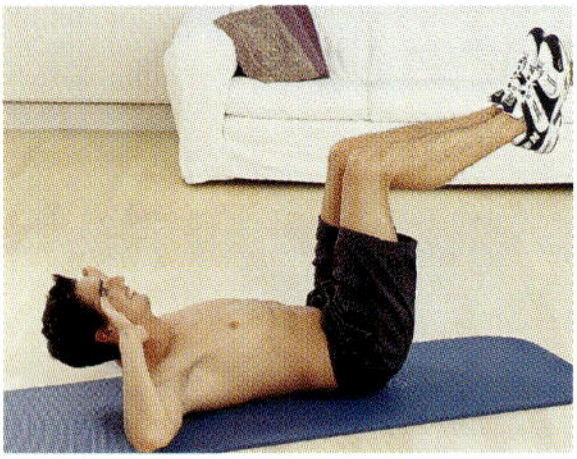

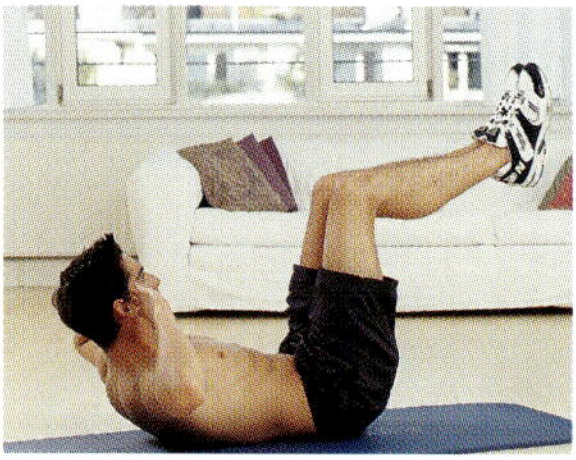

Klassikcrunch 1. Beine heben, bis Oberschenkel und Rumpf einen rechten Winkel bilden. Hände an den Kopf legen.

2. Anschließend Nacken- und Brustwirbel langsam vom Boden abrollen, das Kinn geht dabei in Richtung Brust.

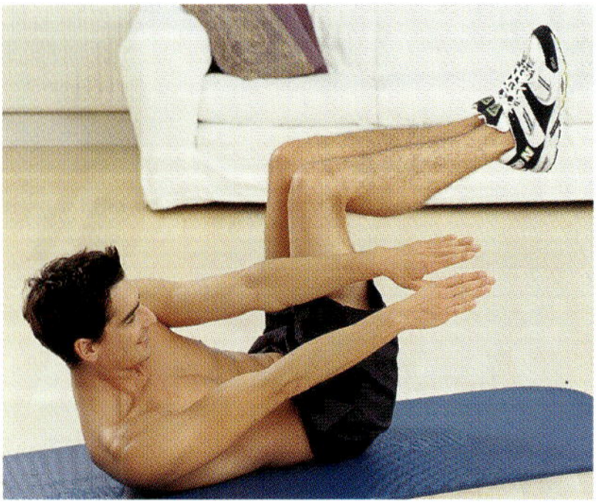

Seitlicher Crunch
Gleiche Ausgangsposition wie bei der vorigen Übung. Rumpf schräg anheben und Arme seitlich an den Beinen vorbei nach vorn führen.

Bodenübungen ohne Studioequipment

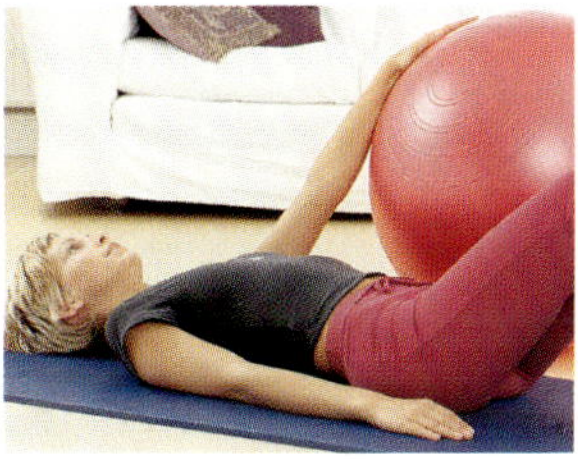

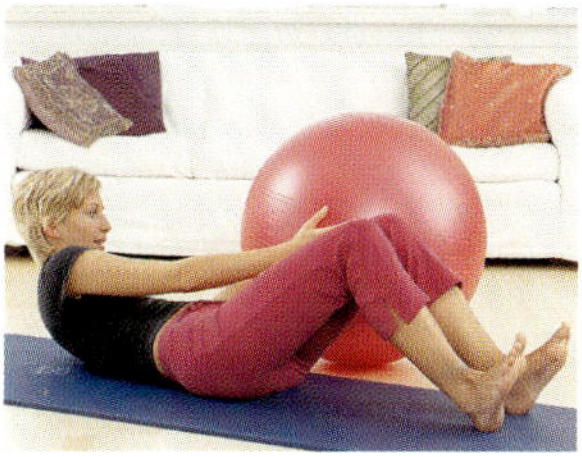

Crunch mit Ball 1. Begeben Sie sich in die Rückenlage, und stellen Sie die Beine auf.

2. Rumpf einrollen und den Ball im Wechsel links und rechts neben den Füßen auf den Boden tippen.

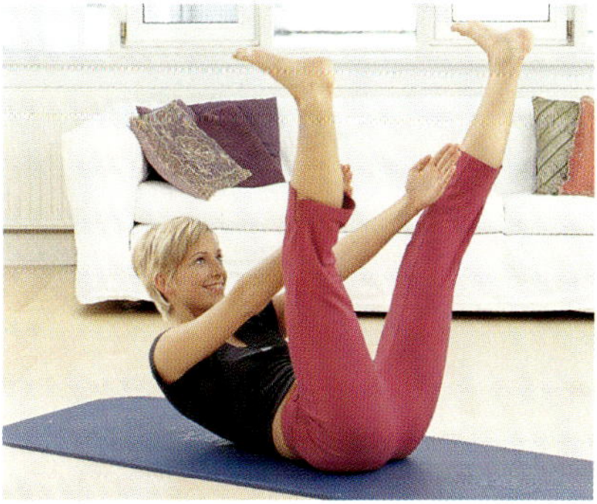

Grätschcrunch Beine hochstrecken und öffnen. Arme strecken und zwischen den Beinen hindurchführen.

Bodenübungen ohne Equipment

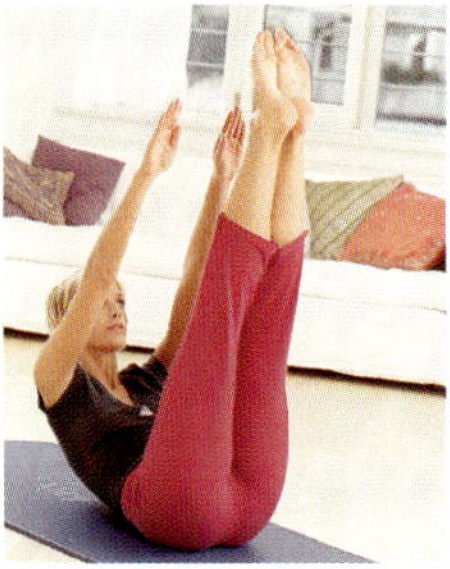

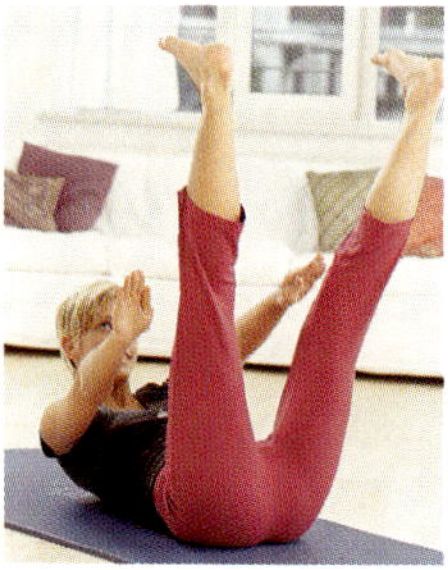

Beinreach (links) Beine hochstrecken. Die Hände an den Beinen entlang langsam bis zu den Füßen nach oben führen.

Scherencrunch (rechts) Beine hochstrecken und öffnen. Einen Arm zwischen den Beinen hindurch, den anderen außen am Bein vorbei nach vorn führen.

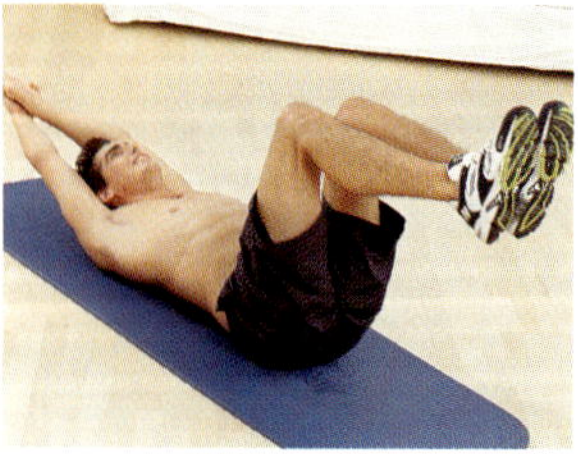

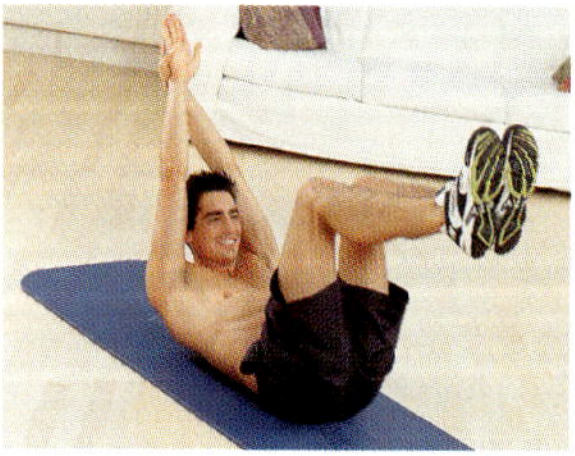

Kraftcrunch 1. Beine beugen, anheben. Arme in Verlängerung des Kopfs nach hinten oben strecken.

2. Aus dieser Ausgangsposition die Schulterblätter langsam vom Boden lösen.

Bodenübungen ohne Equipment

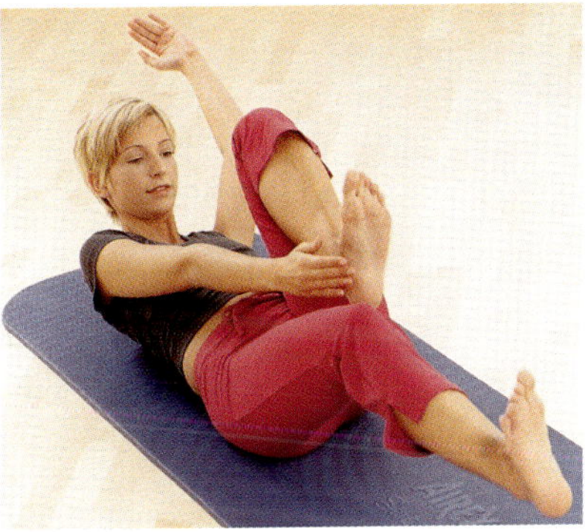

Diagonalcrunch mit wechselndem Beinbeugen Kopf und Schultern anheben. Ein Bein beugen und die gegenüberliegende Hand an die Innenseite des Fußes bringen. Den freien Arm und das freie Bein strecken. Die Übung im Wechsel ausführen.

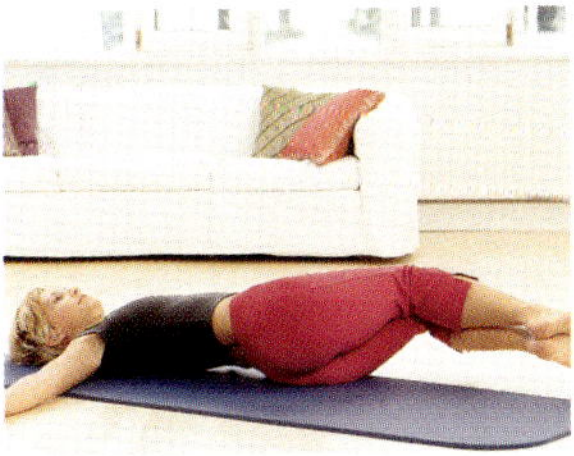

Beintwist 1. Beine leicht gebeugt anheben und schließen. Die Arme werden seitlich neben dem Körper abgelegt.

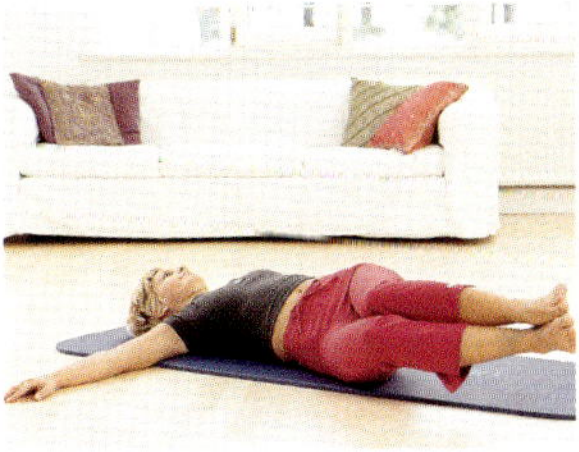

2. Nun die Beine erst zur einen Seite, dann zur anderen Seite führen. Wichtig: Schultern bleiben am Boden!

Bodenübungen ohne Studioequipment

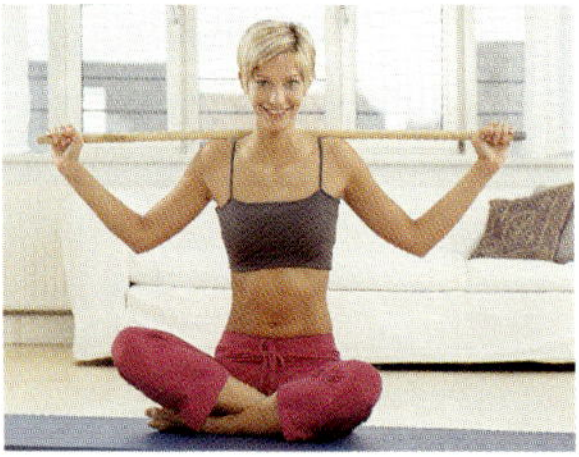

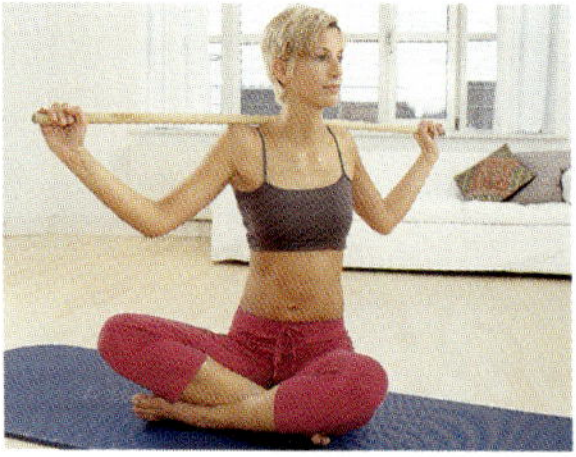

Stocktwist 1. Im Sitzen einen Besenstiel in den Nacken legen und mit den Händen festhalten.

2. Bauch anspannen und den Rumpf langsam im Wechsel nach links und rechts drehen.

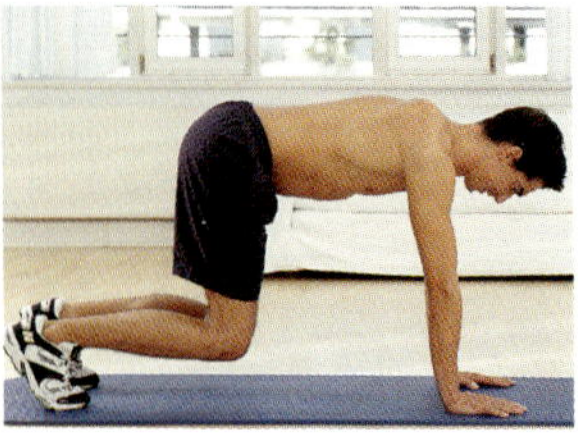

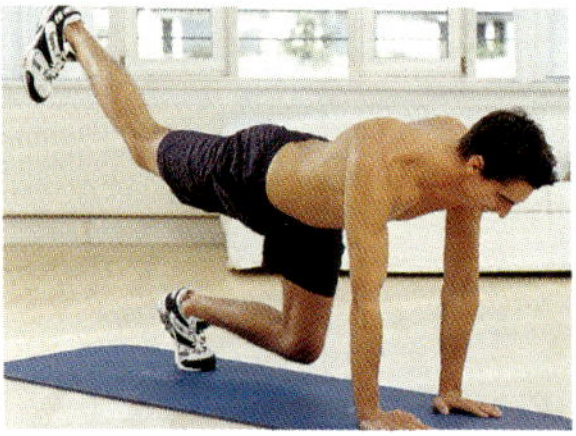

Bodendrücker 1. Bankstellung. Knie anheben, Position stabilisieren. Drücken Sie Handballen und Füße 20 Sekunden lang in den Boden und zueinander.

2. Heavy-Tipp: Während der Übung ein Bein heben!

Bodenübungen ohne Equipment

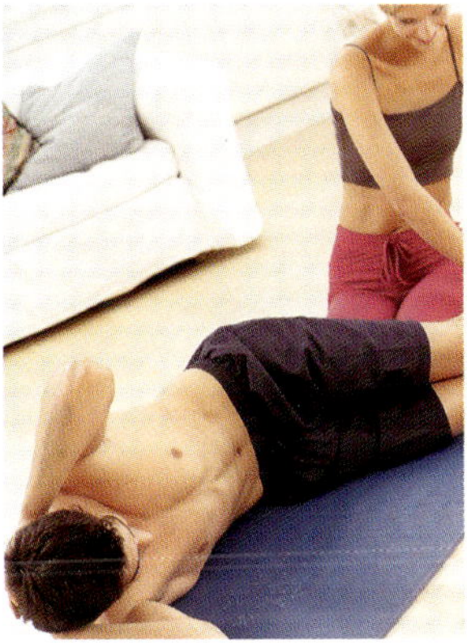

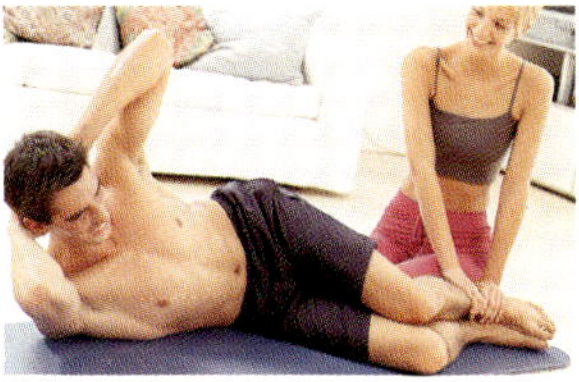

2. Rumpf seitlich aufbäumen und 15 bis 20 Sekunden lang über dem Boden halten.

Seitlift mit Partner 1. Körper in Seitlage stabilisieren. Beine leicht anziehen, Arme kreuzen oder Hände an den Kopf. Der Partner hält die Beine fest.

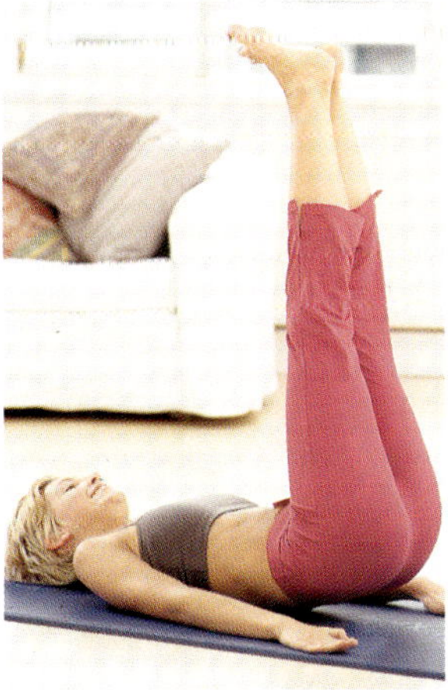

Beinstreck zur Decke In Rückenlage Beine nacheinander anheben und hochstrecken, die Arme werden neben dem Körper gehalten. Fersen in Richtung Decke strecken und Becken dabei vom Boden lösen.

Bodenübungen ohne Equipment

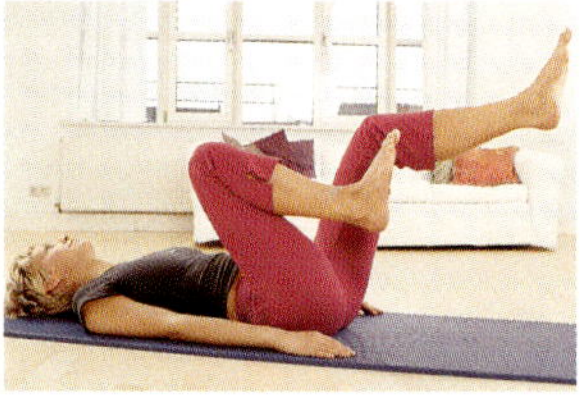

Ein-Bein-Lift Beine beugen und anheben. Knie im Wechsel zur Brust führen.

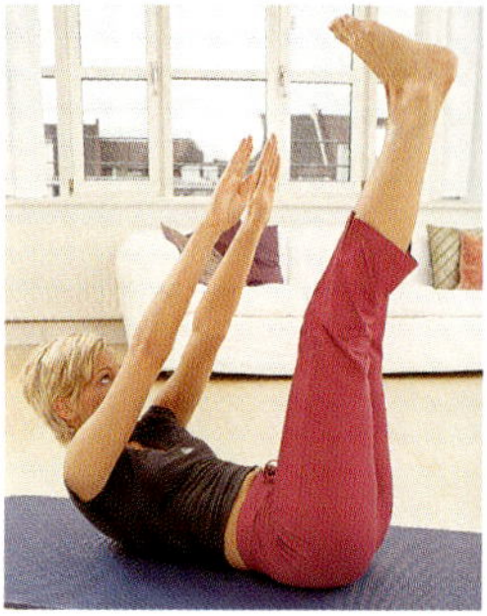

U-Streck Arme und Beine hochstrecken. Versuchen Sie, mit den Fingerspitzen die Zehen zu berühren.

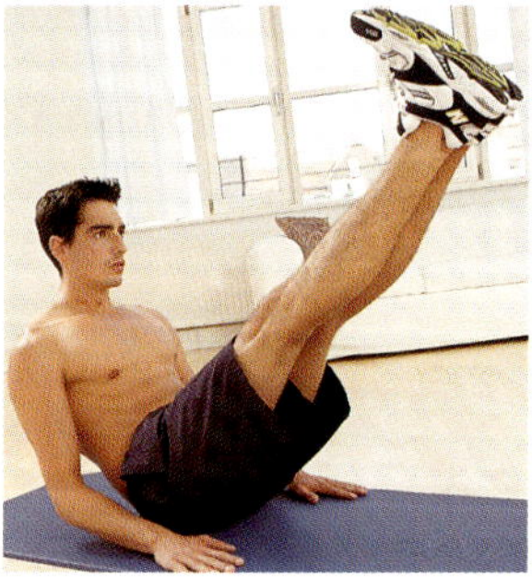

Sit and lean 1. Hinsetzen, zurücklehnen. Beine fast gestreckt anheben, bis sie mit dem Rücken einen rechten Winkel bilden.

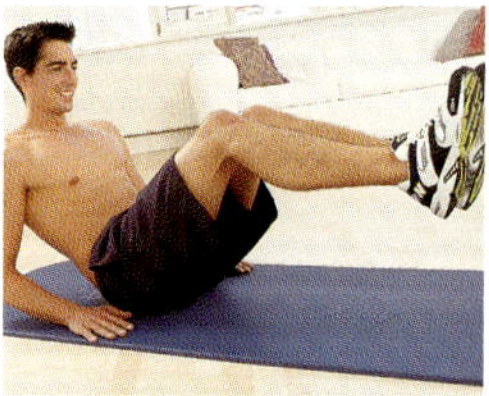

2. 20 bis 30 Sekunden halten, dabei unbedingt Hohlkreuz vermeiden. Leichter ist die Übung mit angezogenen Beinen.

Bodenübungen ohne Equipment

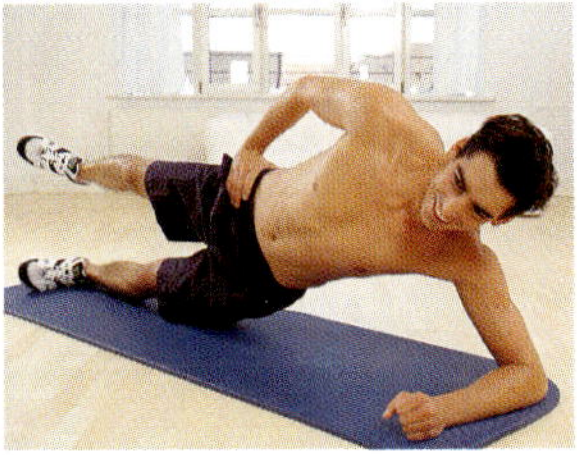

Seitstütz 1. In Seitlage auf den Unterarm stützen. Der Körper bildet eine Linie. Nun vom Boden abdrücken und das obere Bein abspreizen.

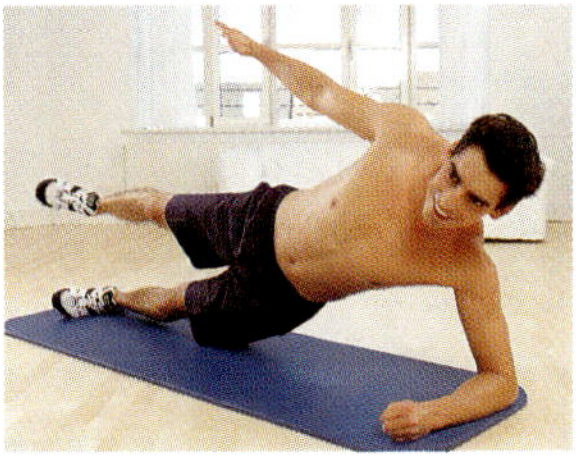

2. 20 Sekunden lang halten. Schwerer wird die Übung mit hochgestrecktem Arm.

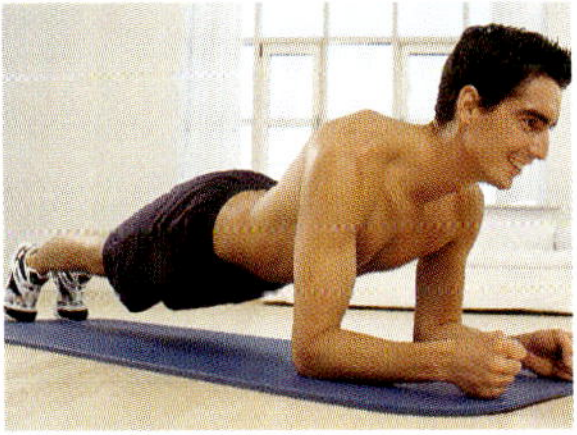

Frontstütz 1. Auf beide Unterarme stützen. Becken vom Boden abheben, bis der Körper eine Linie bildet.

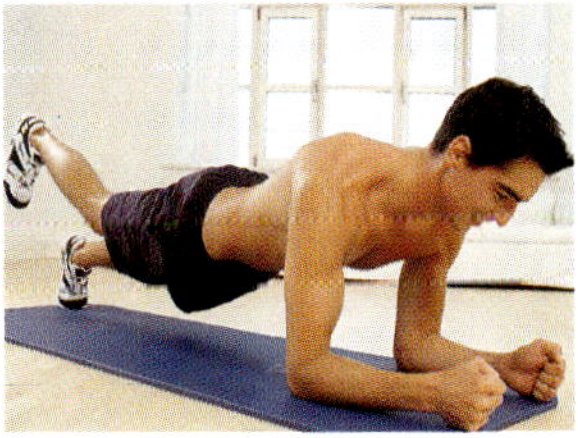

2. Position etwa 20 Sekunden lang halten. Schwerer wird die Übung, wenn man dabei ein Bein anhebt.

Exercises mit dem Fitball

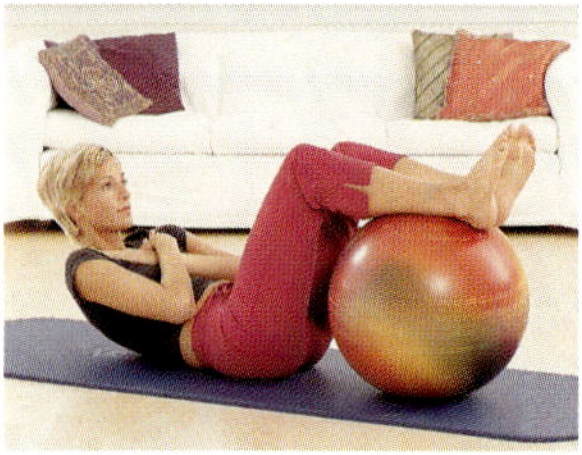

Klassikcrunch Beine auf dem Ball ablegen. Hände vor der Brust kreuzen und den Rumpf vom Boden abrollen.

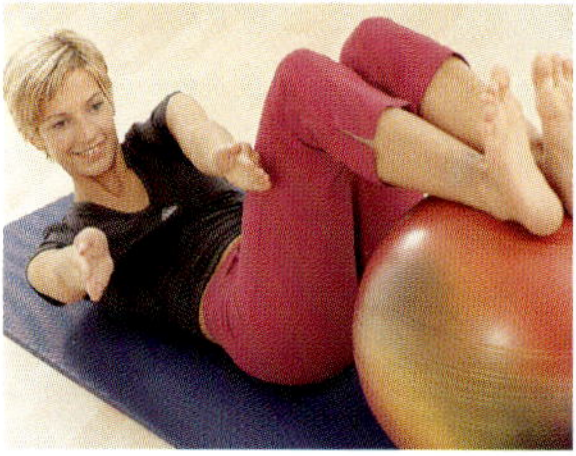

Klassik-Twisted-Crunch Kopf und Rumpf vom Boden lösen und die Arme seitlich am Ball vorbei führen.

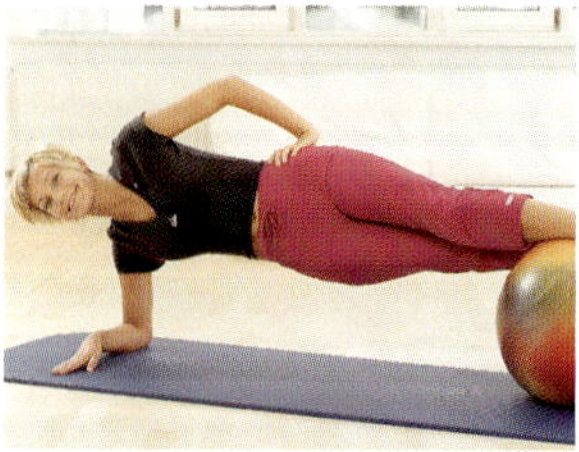

Seitstütz 1 Beine überkreuzen und auf den Ball legen. Unterarm aufstützen und den Körper vom Boden lösen. 15 bis 20 Sekunden lang halten.

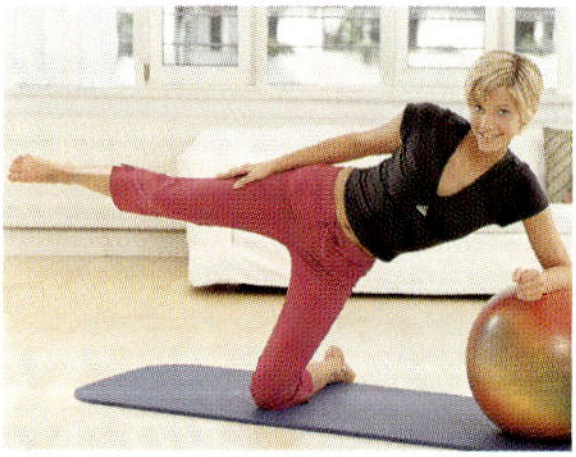

Seitstütz 2 Einen Unterarm auf den Ball stützen, ein Bein abspreizen. Spannung 15 bis 20 Sekunden lang halten.

Exercises mit dem Fitball

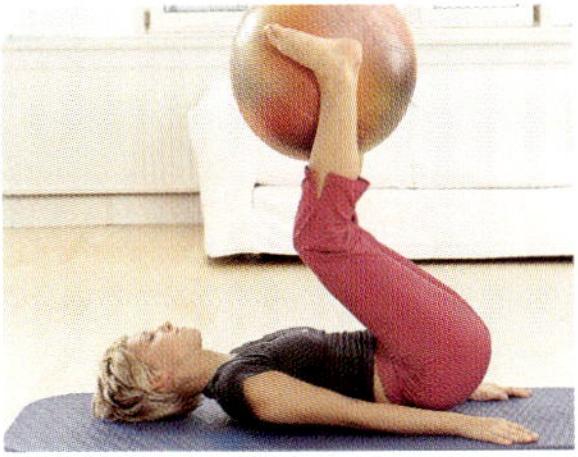

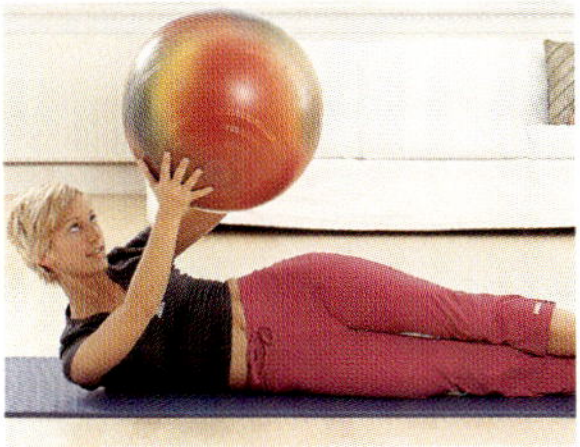

Ball-Becken-Lift Den Fitball zwischen die Beine klemmen. Becken vom Boden lösen und den Ball zur Brust bringen.

Ball-Seitlift Auf die Seite legen. Ball vor dem Körper halten und zur Decke strecken, dabei den Rumpf ein wenig anheben.

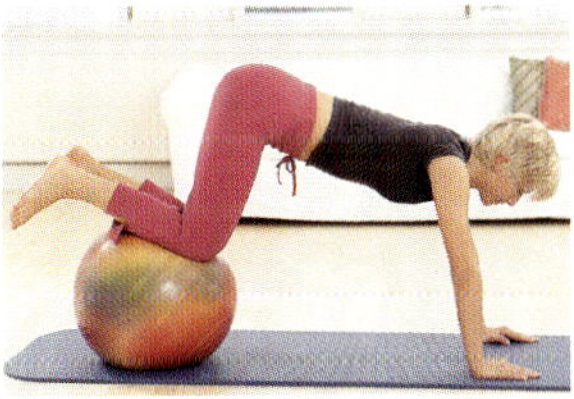

Bodendrücker auf dem Ball
Auf den Fitball knien. Hände auf den Boden stützen. Mit den Handballen kräftig in Richtung Ball eine Zugspannung aufbauen. Position für 20 Sekunden halten.

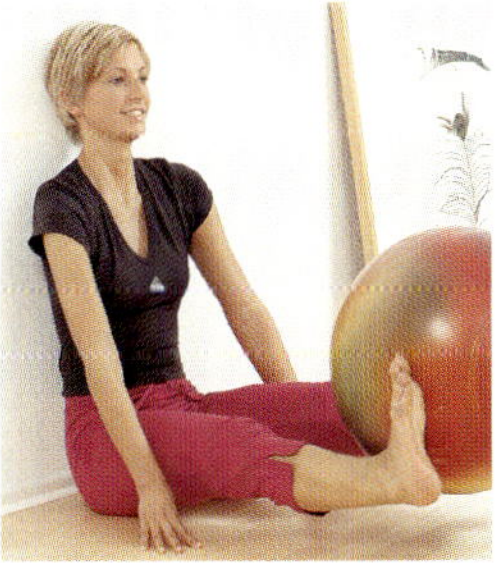

Ball-Sitzlift
Mit dem Rücken an eine Wand lehnen. Den Ball zwischen die Beine klemmen und anheben.

Übungen mit dem Thera-Band®

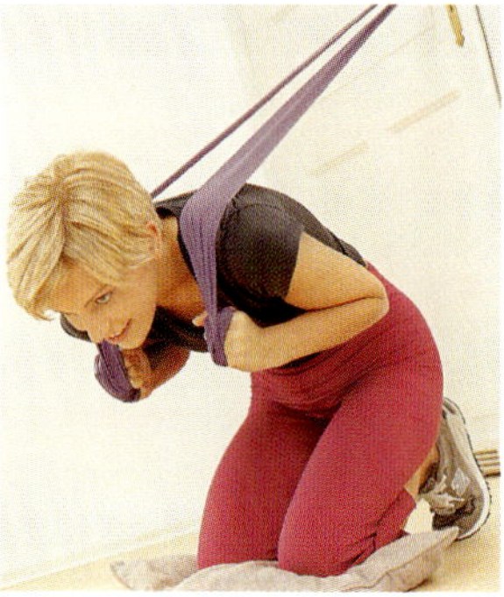

Zugcrunch aus dem Kniesitz

Befestigen Sie das Thera-Band® rutschsicher an der Türklinke. Greifen Sie beide Enden, und knien Sie sich mit dem Rücken zur Tür auf den Boden. Rumpf gegen den Widerstand des Bandes nach unten senken.

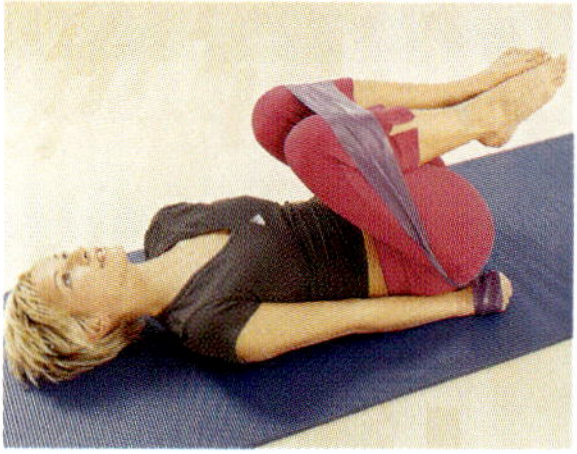

Eingerollter Beckenlift

Rückenlage, Beine anziehen. Band über die Knie legen, Hände am Boden fixieren. Becken nun vom Boden heben und Knie in Richtung Brust führen.

Beinstreck zur Decke Beide Bandenden greifen und Band über die Fußsohlen legen. Arme am Boden fixieren. Beine in Richtung Decke strecken.

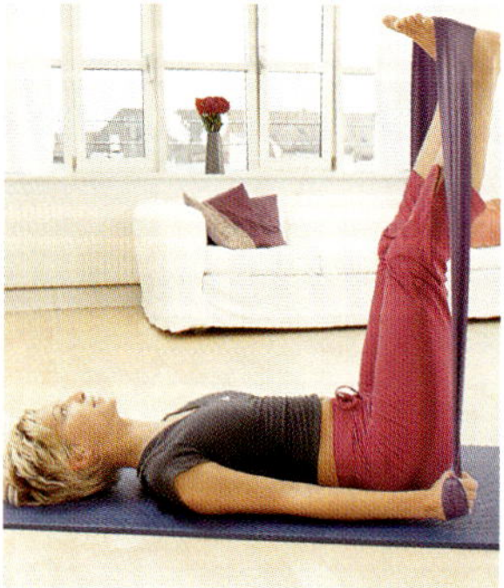

Übungen mit dem Thera-Band®

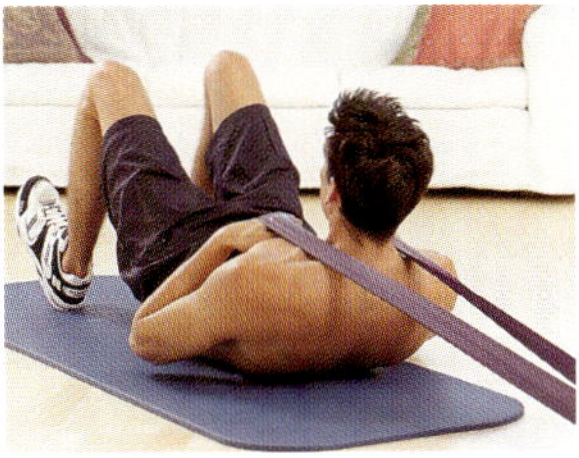

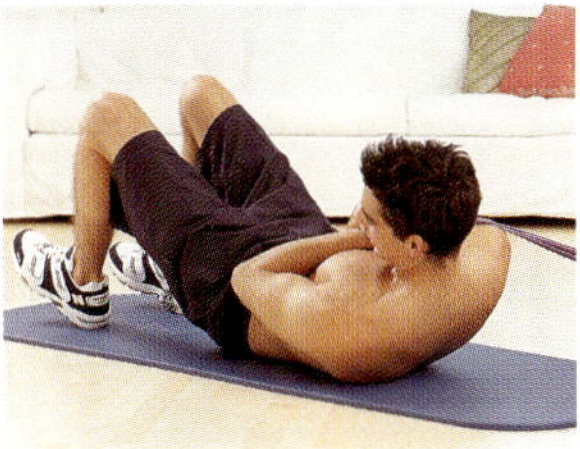

Klassikcrunch Thera-Band® unten am Bett befestigen. Mit dem Kopf zum Bett hinlegen. Beide Enden fassen und Fäuste auf den Brustmuskeln fixieren. Rumpf gegen den Widerstand des Bandes anheben.

Twisted Crunch Band unten (z. B. am Bettfuß) befestigen. So hinlegen, dass das Band sich hinter der rechten Schulter befindet. Bandenden mit beiden Händen greifen und Fäuste an der rechten Brust fixieren. Rumpf nach schräg links aufrichten. Nächster Durchgang: Zur anderen Seite wiederholen.

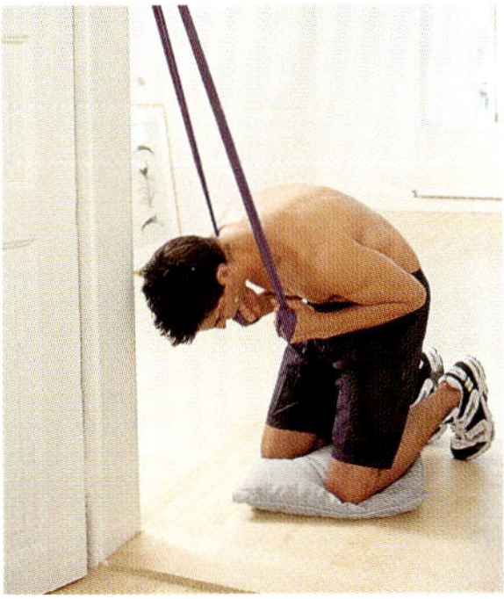

Bogencrunch aus dem Kniesitz Das Latexband oben (beispielsweise an der Türangel) festmachen. Hinknien, Oberschenkel und Rumpf bilden zunächst eine Linie. Nun den Rumpf aus der Hüfte gegen den Widerstand des Bandes nach vorn beugen.

Übungen im Fitnessstudio

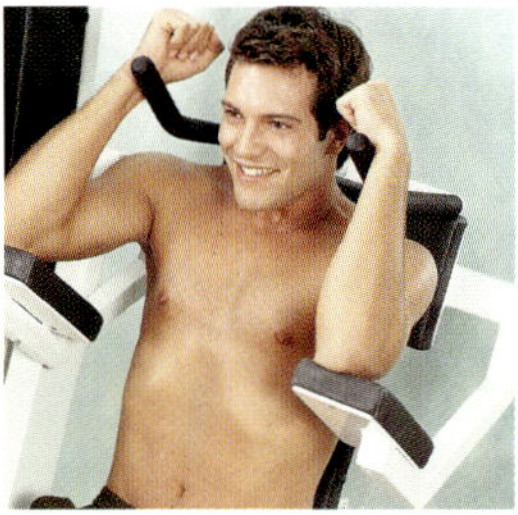

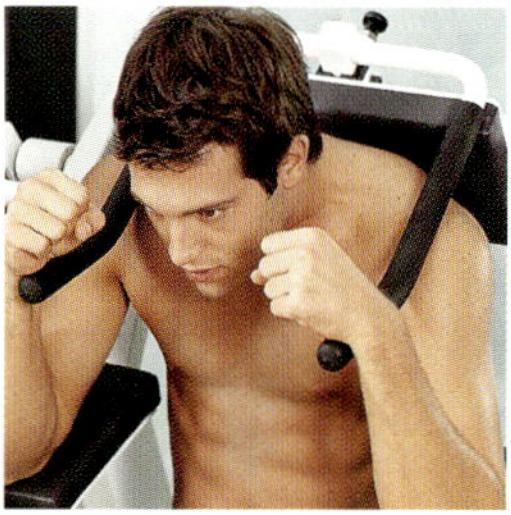

Crunchmaschine 1. Sitz so einstellen, dass sich die Drehachse des Geräts auf Beckenhöhe befindet. Arme auf Polster legen.

2. Gestell nach vorn drücken und anschließend langsam wieder zurücklassen.

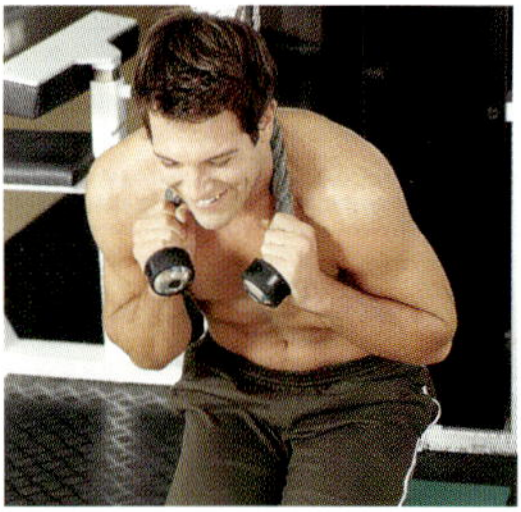

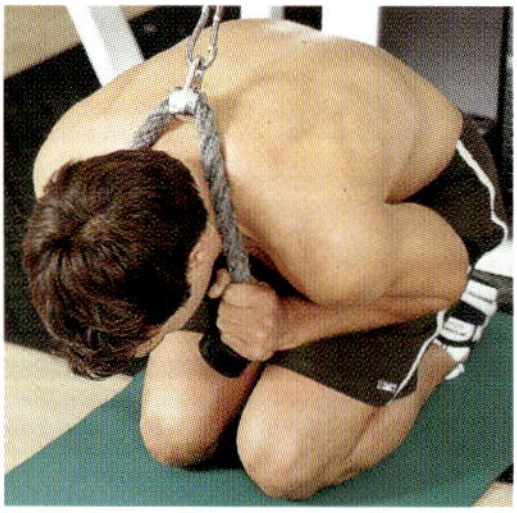

Taucrunches kniend 1. Greifen Sie beide Enden des Seils, setzen Sie sich mit dem Rücken zum Zugapparat auf die Fersen.

2. Rumpf gegen den Widerstand nach unten senken.

Übungen im Fitnessstudio

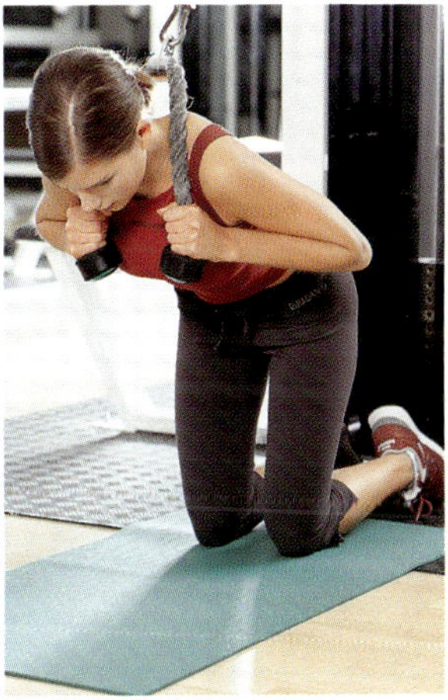

Bogencrunch im Knien Hinknien, Oberschenkel und Rumpf bilden zunächst eine Linie. Tauenden an den Brustmuskeln fixieren. Nun den Rumpf aus der Hüfte gegen den eingestellten Widerstand nach vorn beugen.

Crunch mit Hantelscheibe Halten Sie eine Hantelscheibe vor dem Körper, und richten Sie den Rumpf wie beim Klassikcrunch auf.

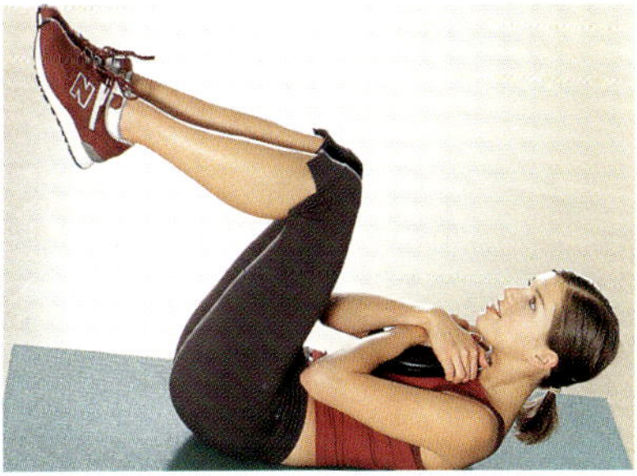

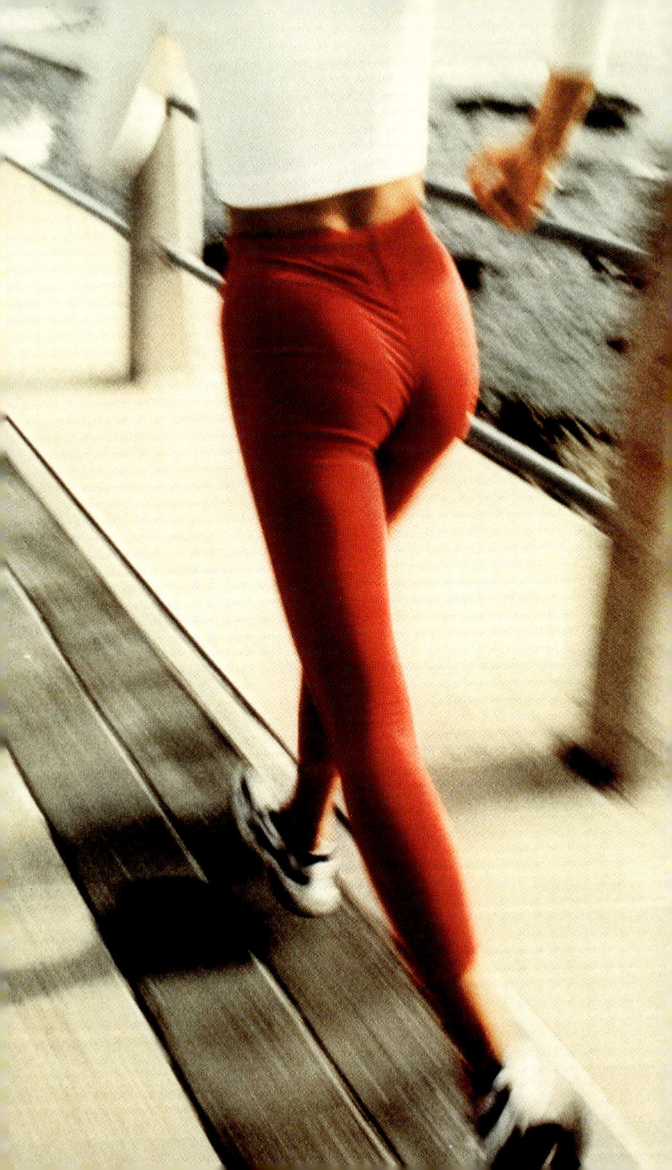

Den Rücken nicht vergessen

Immerhin: Rund die Hälfte all derjenigen, die schon mal Probleme mit dem Rücken hatten, wollen etwas dagegen tun – auch um ernsteren Malaisen vorzubeugen. Nur wie? Mehr Sport ist gut, aber ist der Golfschwung nicht Gift für die Lendenwirbel? Also lieber auf eigene Faust in die »Muckibude« – und womöglich Fehlhaltungen einschleifen? Oder doch lieber in die vermeintlich altbackene Rückenschule? Viele Wege führen zu einem kräftigen Kreuz. Das A und O ist jedoch immer ein belastbares Muskelkorsett. Denn viele der Muskelgruppen, die unsere Wirbelsäule stützen, sind oft nicht nur schwach, sondern auch ungleichmäßig ausgeprägt. Lernen Sie also, wie Sie Ihr Kreuz vernünftig stärken – damit Sie die Lasten des Alltags noch lange ohne Schaden stemmen können.

Bauch rein, Brust raus!

»Schreibtischtäter« malträtieren ihre Wirbelsäule. Bewegungsmangel ist zum Kennzeichen unserer modernen Gesellschaft geworden. Sage und schreibe mehrere 10 000 Stunden verbringt manch einer in seinem Berufsleben – sitzend. Schlaffe Muskeln und steife Gelenke sind die logische Folge.

Wer ebenso viele Stunden am Fließband steht, dem ergeht es kaum besser: So, wie Langeweile auf eine Partnerbeziehung wirkt, wirken dauerhafter Bewegungsmangel und einseitige Belastung auf den Rücken – nämlich ausgesprochen zerstörerisch.

Aber selbst wenn es »zwackt«, bleiben viele zunächst gelassen. Das kann sich rächen, denn schon eine übergangene Muskelverspannung kann durch den Schmerz zu Vermeidungsstrategien und langfristig zu Fehlhaltungen führen. Diese wiederum können das Skelett nachhaltig beeinträchtigen. Zu den meisten akuten Beschwerden kommt es, weil der Mensch sich überhebt – im wörtlichen und im übertragenen Sinn.

Aber die Ursachen reichen weiter: vom schweren Schulranzen und ungeeignetem Schuhwerk bis hin zum Übergewicht. Faktoren, deren Auswirkungen im Alter oft noch zunehmen. Dabei gerät unser Halteapparat schon von Natur aus mächtig unter Druck: Allein beim Sitzen lasten satte 100 Kilogramm auf den Bandscheiben. Heben wir ein Gewicht vom Boden auf, sind es gar 180 Kilogramm. Und selbst beim Liegen bleibt ein gewisser Druck bestehen. Leider sind die Rückenmuskeln häufig zu schwach, um gegen die Schwerkraft Haltung zu bewahren. Deshalb reicht oft schon eine ruckartige Bewegung oder ein leichtes Verheben, um akute Verspannungen oder Schmerzen auszulösen.

Für den starken Rücken

Die folgenden Übungen sollten Sie mindestens zweimal pro Woche ausführen, möglichst nicht an zwei aufeinander folgenden Tagen. Machen Sie zur Kräftigung jeweils drei bis vier Übungen dreimal hintereinander und dazwischen 30 bis 60 Sekunden Pause.

Bodenübungen ohne Equipment

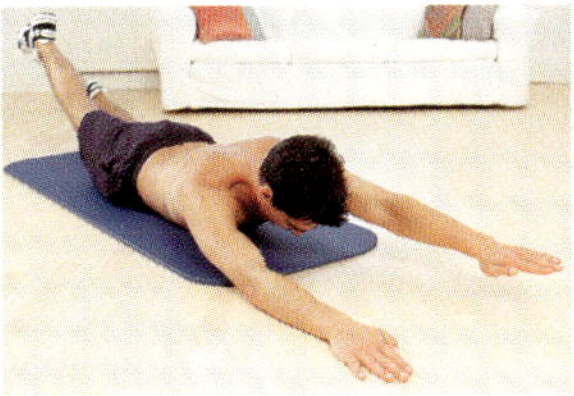

Diagonallift Bauchlage. Arme und Beine ausstrecken. Linken Arm und rechtes Bein vom Boden abheben. Position ca. 20 Sekunden lang halten. Anschließend Seitenwechsel.

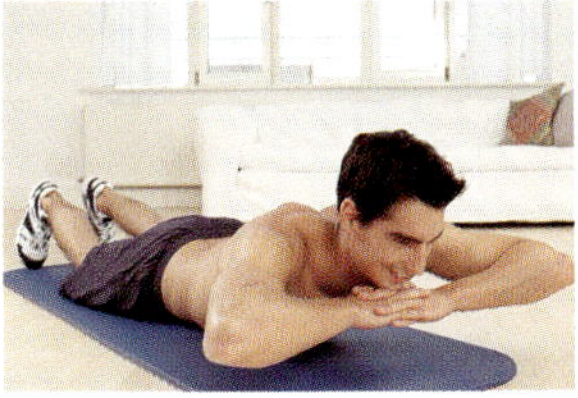

Rumpflift Bauchlage, Arme unter dem Kinn verschränken, Kopf ablegen. Rumpf und Arme etwa 10 Zentimeter vom Boden heben. Position ca. 20 Sekunden lang halten.

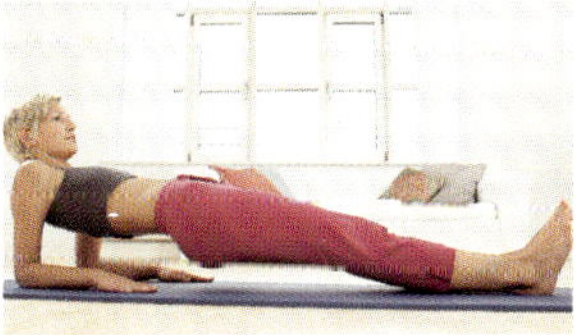

Kompaktstütz Hinsetzen und zurücklehnen, Unterarme aufgestützt. Becken anheben, bis Rumpf und Beine eine Linie bilden. Für 15 bis 20 Sekunden halten.

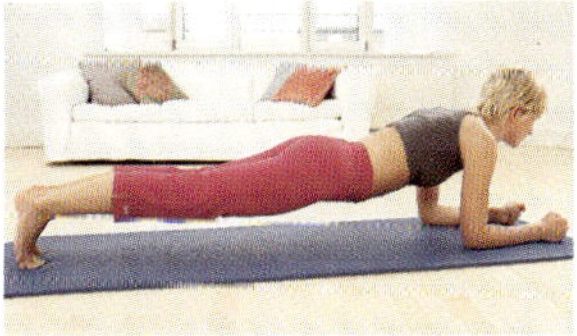

Frontstütz Hinknien, Unterarme aufstützen. Becken anheben, bis Rumpf und Beine eine Linie bilden. 15 bis 20 Sekunden lang halten.

Bodenübungen ohne Equipment

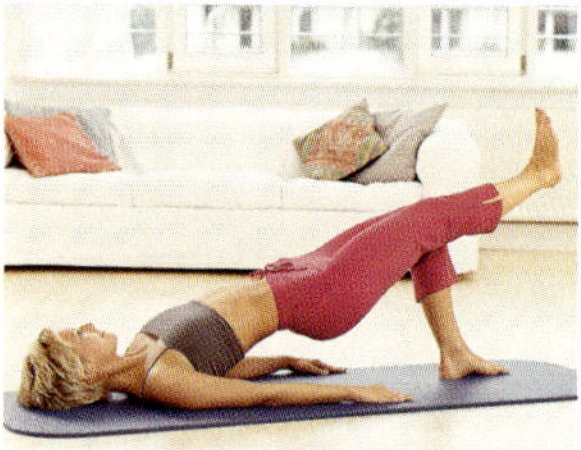

Stützbrücke Auf den Rücken legen, ein Bein anziehen, das andere ausstrecken. Po vom Boden lösen. Stellung 15 bis 20 Sekunden lang halten.

Crosspush Aufrecht hinsetzen. Arme rechtwinklig anheben. Der Partner drückt nun von vorn gegen den rechten Unterarm, von hinten gegen den linken. Versuchen Sie, gegenzusteuern und den Widerstand 20 Sekunden lang zu halten.

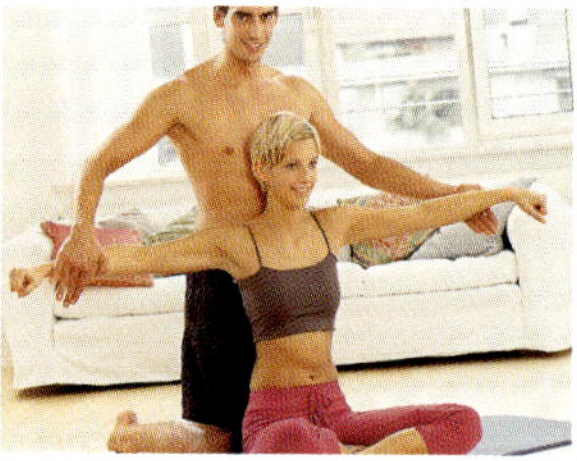

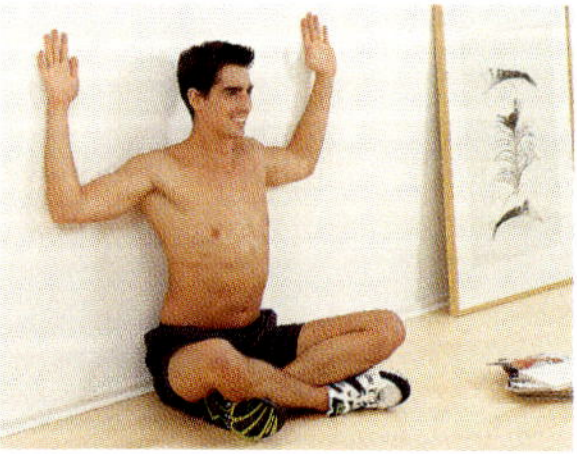

Hands up Mit dem Rücken gegen die Wand setzen. Gebeugte Arme gegen die Wand drücken. Spannung 20 bis 30 Sekunden halten.

Dehnübungen

Dehnen ist wichtig für ein effektives Training. Führen Sie nach jedem Bauch- bzw. Rückenworkout die folgenden Übungen aus.

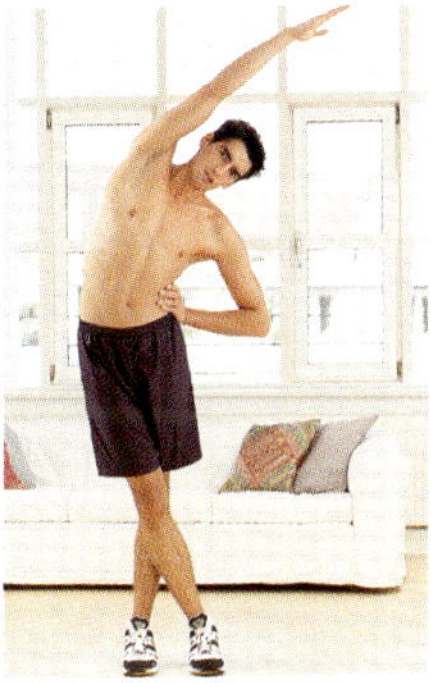

Sidestretch im Stehen Rechtes Bein über das linke schlagen. Linke Hand in die Seite stützen, rechten Arm im Bogen über den Kopf führen und Rumpf zur linken Seite führen. Seitenwechsel.

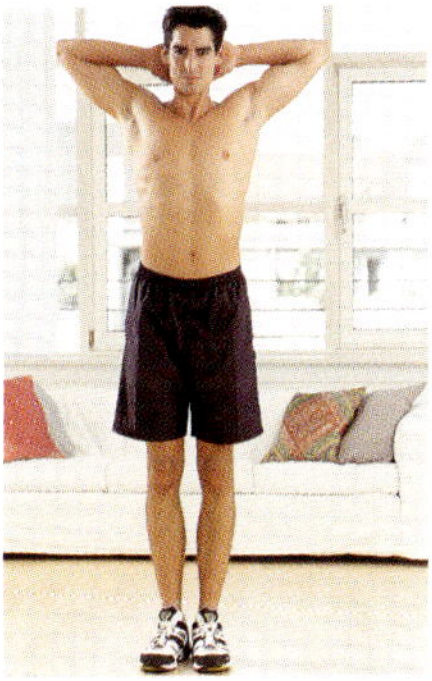

Sitz- oder Standstretch Hände am Hinterkopf verschränken. Arme weit nach hinten öffnen und den Rumpf nach oben hinten recken.

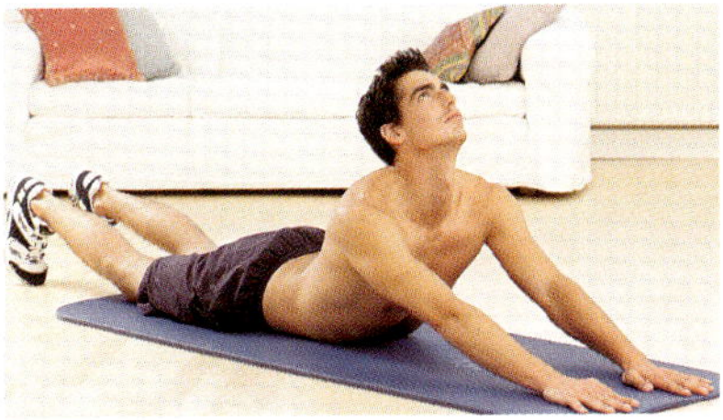

Kobrastretch
Bauchlage, Hände vor dem Körper aufsetzen. Nun hochdrücken und den Blick zur Decke richten.

Dehnübungen

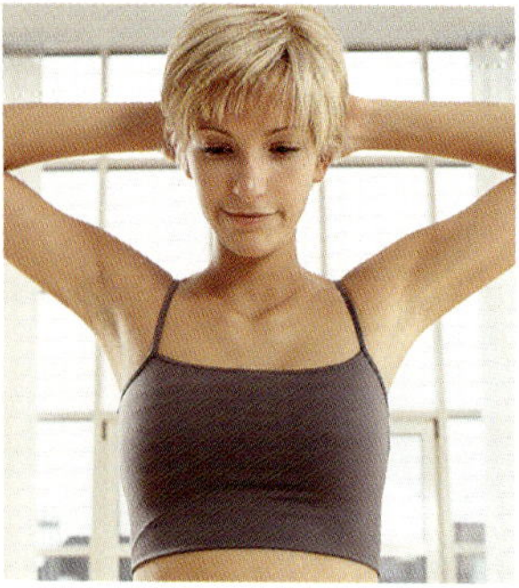

Frontnick Aufrecht hinsetzen oder -stellen. Beide Hände an den Hinterkopf legen und ein wenig nach vorn drücken, bis eine Zugspannung im Nacken spürbar wird.

Blickwechsel
Kopf langsam ganz nach links, dann ganz nach rechts drehen. Endposition jeweils 10 Sekunden lang halten.

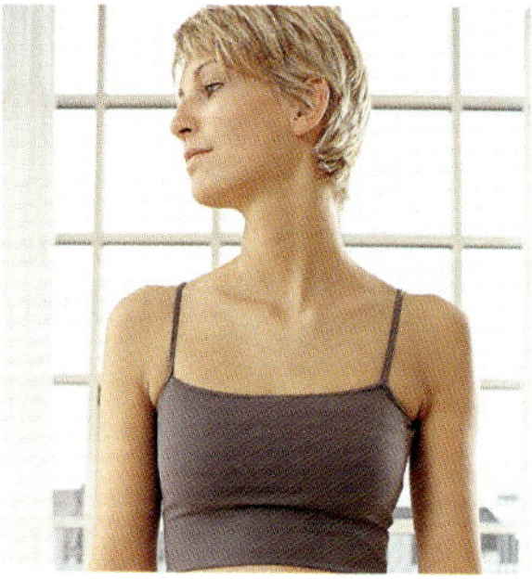

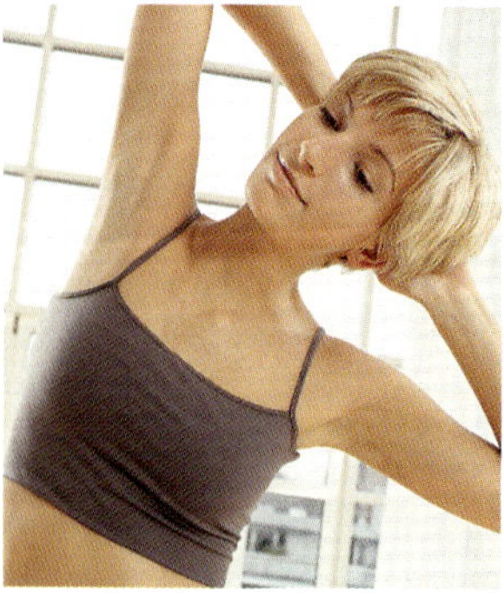

Seitbeuge
Hände an den Kopf. Rumpf zur Seite neigen, den oberen Ellbogen kräftig hochdrücken.

Dehnübungen

Halten Sie jede Position jeweils 15 bis 20 Sekunden lang, und wiederholen Sie sie dann noch einmal. Atmen Sie währenddessen gleichmäßig ein und aus.

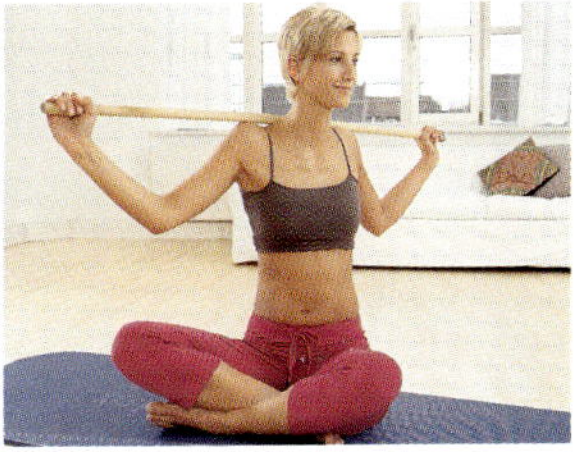

Seitturn Besenstiel in den Nacken legen. Zur einen Seite drehen, Stretchposition halten.

Twistliege Rückenlage, Arme in Schulterhöhe zur Seite strecken. Beine anziehen und schließen, zur linken Seite kippen, dabei nach rechts schauen. Dann zur anderen Seite ausführen. Schultern bleiben dabei am Boden!

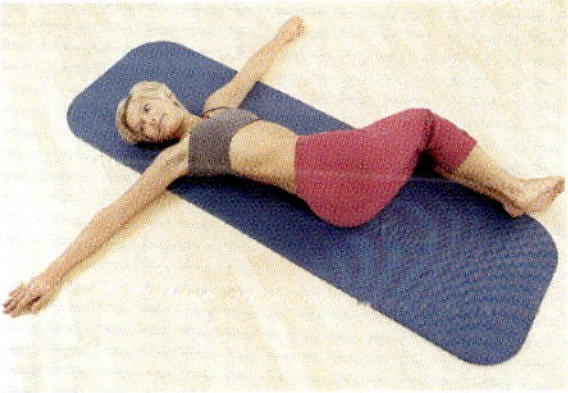

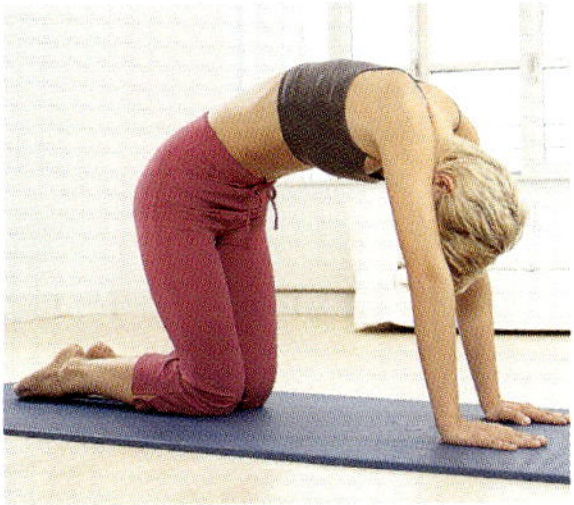

Catstretch Vierfüßlerstand. Rücken zunächst nach oben rund herausdrücken. Position halten. Dann ins Hohlkreuz gehen und den Brustkorb in Richtung Boden drücken. Wiederum halten.

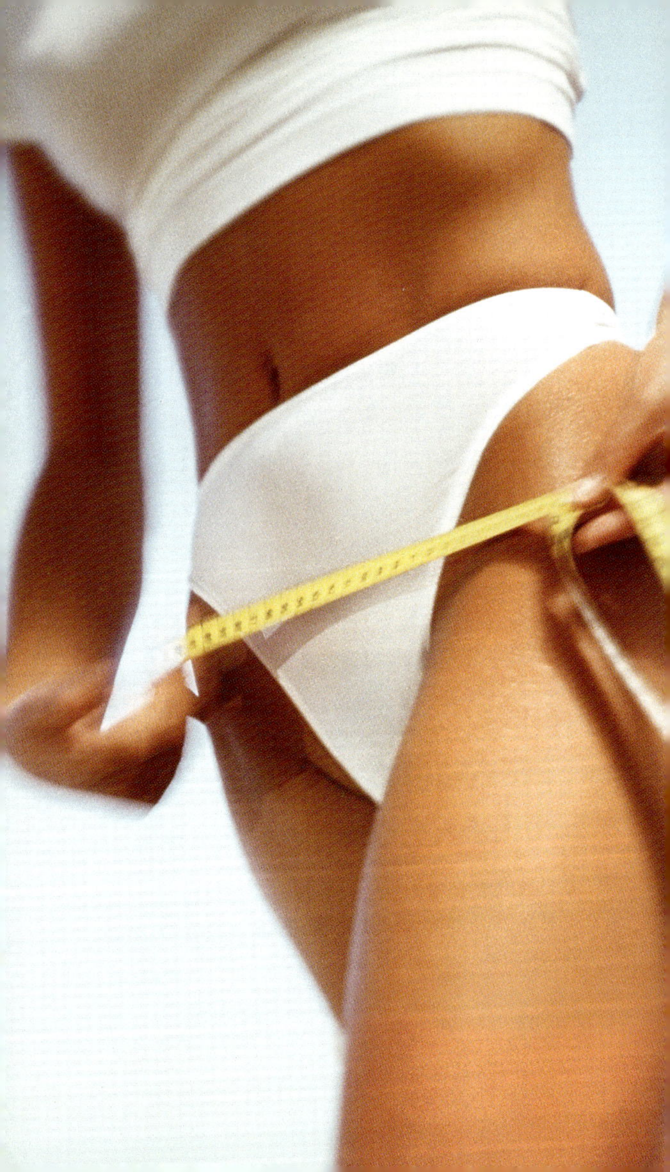

Fatburning – so schmilzt der Speck

Zu einem ausgewogenen Figurprogramm gehören nicht nur Kraftübungen. Damit stärken Sie zwar die Muskeln, die kleinen Speckröllchen jedoch holen Sie damit nicht runter. Darum bekommen Sie in diesem Kapitel zahlreiche Tipps und Pläne für die echten Fettkiller: Laufen, Skaten, Biken, Schwimmen und das Training an Ausdauergeräten im Fitnessstudio. Sie suchen sich dann jeweils die für Sie angenehmen und passenden Sportarten heraus.

Laufen – auf Trab kommen

Ein kleiner Sprint zum Bus – und Ihnen bleibt die Luft weg? Der Anstieg zum Büro im dritten Stock ist anstrengender als der zehnstündige Arbeitstag? Dann fehlt Ihnen etwas: der lange Atem. Die richtige Portion Ausdauer ist die Basis jeder sportlichen Aktivität. Egal, ob Fußball oder Federball, Snowboard oder Squash, Tennis oder Trampolinspringen – ohne gute Kondition läuft gar nichts.
Sie wollen endlich Bewegung in Ihren Alltag bringen? Hier ist Ihre Chance! Preiswert, überall möglich, supergesund und mit einer Erfolgsgarantie für Einsteiger: Entdecken Sie die neue Lust am Laufen!

Los geht's!

Bisher erreichen Sie Ihre Ziele wahrscheinlich meist locker aus der Hüfte: schlurfend oder schlendernd, spazierend oder stolzierend. Das dürfen Sie auch weiterhin gern beibehalten. Aber Sie sollten Ihre Schrittvarianten um eine neue Gangart erweitern: das Laufen. Kinderleicht und supergesund – wenn man es beständig macht. Es hat viele positive Nebeneffekte: Laufen sorgt für ein besseres Körpergefühl, stärkt das Herz-Kreislauf-System, lässt das Fett schmelzen, verbessert den Schlaf, steigert den sexuellen Appetit. Und ist gut für das seelische Gleichgewicht. Das wissen Sie alles, sagen Sie jetzt vielleicht? Und Sie denken, dass ein Leben ohne Seitenstechen und Muskelkater auch kein schlechtes ist. Stimmt. Doch es verlangt keiner von Ihnen, sich zum Masochisten zu machen. Mit den folgenden Programmen kommen zwar auch Fortgeschrittene und Könner auf ihre Kosten – vor allem aber diejenigen, die gern mit dem Sport beginnen möchten.

Ein sanfter Einstieg

Als Grundlage für das Training dient die maximale Pulsfrequenz. Anfänger können sich an einer Faustformel orientieren: 220 minus Lebensalter – das ist normalerweise die maximale Schlagfrequenz des Herzes. Wie hoch die Belastungen beim Training sein sollten, können Sie auch dem Trainingsplan auf Seite 44 entnehmen. Ein großer

Kalorienverbrauch beim Laufen

Körpergewicht	60 kg	70 kg	80 kg	90 kg
Geschwindigkeit				
Moderates Tempo (8 km/h)	570 kcal	660 kcal	760 kcal	860 kcal
Zügiges Tempo (10,8 km/h)	700 kcal	815 kcal	930 kcal	1040 kcal
Schnelles Tempo (13,8 km/h)	918 kcal	1072 kcal	1220 kcal	1370 kcal

Vorteil dieses Plans besteht darin, dass Sie für die ersten Einheiten nicht viel Zeit benötigen. Sechs oder acht Minuten Joggen, mit einigen Minuten Ein- und Ausgehen – so viel Zeit sollte Ihnen Ihre Gesundheit wert sein. Wenn es draußen kalt ist oder es wie aus Kübeln schüttet, können Sie diese Umfänge problemlos auf dem Laufband im Fitnessstudio absolvieren. Dass kurze Einheiten überaus effektiv sind, belegt die Studie von Professor Berg der Universität Freiburg.

20 Kilometer wöchentlich

30 bis 40 Minuten dreimal pro Woche ist die optimale Belastung für den Körper. Mit ein wenig Training entspricht dies etwa einer Strecke von sieben Kilometern. Die sportwissenschaftlichen Untersuchungen haben gezeigt, dass schon diese halbe Stunde pro Trainingstag für einen ansprechenden Trainingsreiz ausreicht. Zwölf nicht ausdauertrainierte Sportstudenten absolvierten ein sechswöchiges Lauftraining von wöchentlich dreimal 30 bis 40 Minuten. Das Ergebnis: Die aerob-anaerobe Schwelle verschob sich auf eine höhere Belastungsstufe. Das bedeutet, dass der Körper auch bei höheren Belastungen wesentlich ökonomischer arbeitet. Ein Beweis dafür, dass Ausdauertraining das Beste ist, was man für sein Herz-Kreislauf-System und den Stoffwechsel tun kann.

Die ersten vier Wochen für Einsteiger

	Dienstag	Freitag	Sonntag
1. Woche	10 Min. Eingehen 4 Min. Joggen (70 % der HFmax *) 8 Min. Ausgehen	10 Min. Eingehen 5 Min. Joggen (65 % der HFmax) 8 Min. Ausgehen	10 Min. Eingehen 6 Min. Joggen (70 % der HFmax) 8 Min. Ausgehen
2. Woche	10 Min. Eingehen 7 Min. Joggen (70 % der HFmax) 8 Min. Ausgehen	6 Min. Eingehen 5 Min. Laufen 5 Min. Gehen 5 Min. Laufen (70 % der HFmax) – 3 Min. Gehen	10 Min. Eingehen 8 Min. Joggen (60 % der HFmax) 8 Min. Ausgehen
3. Woche	5 Min. Eingehen 8 Min. Joggen (75 % der HFmax) 5 Min. Ausgehen	3 Min. Eingehen 7 Min. Laufen 5 Min. Gehen 6 Min. Laufen (75 % der HFmax) – 3 Min. Gehen	5 Min. Eingehen 10 Min. Joggen (60 % der HFmax) 5 Min. Ausgehen
4. Woche	5 Min. Eingehen 10 Min. Joggen (70 % der HFmax) 5 Min. Ausgehen	5 Min. Eingehen 12 Min. Joggen (65 % der HFmax) 5 Min. Ausgehen	5 Min. Eingehen 15 Min. Joggen (65 % der HFmax) 5 Min. Ausgehen

* maximale Herzfrequenz (HFmax): 220 minus Lebensalter

Füße gesund?

Allerdings belastet Laufen auch den Bewegungsapparat erheblich. Bei jedem Schritt müssen die Gelenke das Zwei- bis Dreifache des eigenen Körpergewichts abfangen. Bei einem durchschnittlichen Läufer sind das bis zu 240 Kilogramm – pro Schritt. Wer bei den ersten Einheiten während kürzerer Belastungen Schmerzen in den Füßen, Knien oder Hüften spürt, sollte seine Füße von einem Orthopäden untersuchen lassen. Häufig ist ein Senk- oder Spreizfuß die Ursache für diese Schmerzen. Abhilfe schaffen Einlagen oder ein spezieller Laufschuh für Ihren Fußtyp. Um Muskeln, Bänder und Gelenke auch für längere Läufe richtig fit zu machen, ist ein zusätzliches Kraft- und Beweglichkeitstraining empfehlenswert.

Abgefahren – Inlineskating

Skaten liegt im Trend: Die perfekte Kombination von Spaß und Sport hat bereits zwölf Millionen Fans. Im Geschwindigkeitsrausch bleiben massig Kalorien auf der Strecke. Wer hätte das gedacht: Skater, die mit 20 Stundenkilometern über den Asphalt brettern, verbrauchen fast so viel Energie wie ein Jogger, der einen Kilometer innerhalb von fünf Minuten schafft.

Mit dem richtigen Tempo ist Inlineskaten also der perfekte Fatburner. Die Durchschnittsgeschwindigkeit beim Skaten liegt bei ca. 15 km/h. Bei einem gezielten Workout werden in der Stunde bis zu 900 Kilokalorien verbrannt.

Die Rollkur

Kaum erwärmen die ersten Sonnenstrahlen den Asphalt, setzt sich eine Kolonne berollter Menschen in Bewegung: berauscht vom Tempo und voller Glückseligkeit. Doch Inlineskates sind weit mehr als ein spaßiges Fortbewegungsmittel: Sie gelten schon lange als das perfekte Fitnessgerät schlechthin. Denn nicht nur die Ausdauer kommt beim Skaten ordentlich in Schwung. Der Balanceakt auf den schmalen Rädern ist das optimale Koordinations- und Krafttraining. Und das, ohne dabei die Gelenke zu belasten.

Das Richtige für Laune und Linie: Inlineskaten.

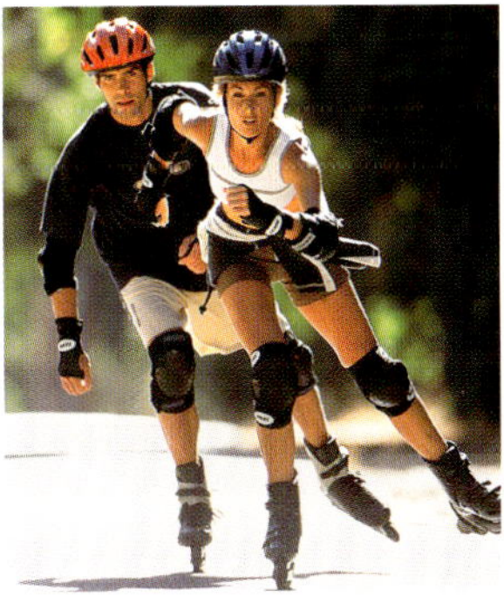

Jetzt schmelzen die Pfunde

Wichtige Infos

- Freie Fahrt haben Sie auf Fußwegen, auf beschilderten Spielstraßen, in Fußgängerzonen – mit angepasster Geschwindigkeit –, in einigen Städten in Tempo-30-Zonen.
- Fahrverbot gilt auf Radwegen, auf Straßen (Ausnahme: außerhalb von geschlossenen Ortschaften auf der linken Seite), in U- und S-Bahnen.
- Langsam skaten: Puls < 75 Prozent der maximalen Herzfrequenz
- Schnell skaten: bis zu 90 Prozent der maximalen Herzfrequenz

1. Woche	2-mal 45 Minuten langsam 2-mal 20–30 Minuten schnell
2. Woche	2-mal 45 Minuten langsam 2-mal 30 Minuten schnell Wochenende: Skatetour über 2 h
3. Woche	2-mal 45 Minuten langsam 2-mal 40 Minuten schnell Skatetour über 2 h
4. Woche	2-mal 45 Minuten langsam 2-mal 20–30 Minuten schnell

Biken – fit auf zwei Rädern

Ran ans Bike, rauf auf den Sattel und los geht's: Keine Sportart gehört so zum Alltag wie das Radfahren. Ob zur Arbeit oder zum Einkaufen – es ist das perfekte Stück Fitness für zwischendurch. Wer es allerdings professioneller will, braucht dafür schon ein bisschen mehr: ein Qualitätsbike, die richtigen Klamotten und viel Training. Denn Biken ist ein Ausdauersport, bei dem der Körper erst nach einigen Kilometern richtig auf Touren kommt. Wer dafür nicht bestens ausgestattet ist, wird schnell Probleme bekommen und auf der Strecke bleiben. Obwohl Radfahren so einfach aussieht, ist es eine der effektivsten Sportarten überhaupt. Und der Trainingserfolg kann sich schnell sehen lassen. Studien belegen: Radrennfahrer sind allen anderen Sportlern in der

Leistungsfähigkeit überlegen. Sie müssen ausdauernd sein wie Marathonläufer, schnell wie Sprinter und kräftig wie Ruderer. Radrennfahrer haben die größte maximale Sauerstoffaufnahmefähigkeit pro Kilogramm Körpergewicht, das größte Herzvolumen und die größte Lungenkapazität.

Haltung, bitte!

Biken ist gesund – wenn die Einstellungen stimmen. Und zwar nicht nur Ihre, sondern auch die Ihres Bikes! Wenn's vorne zwickt und hinten kneift, passt entweder das Rad nicht zu Ihnen – oder Sie nicht zu Ihrem Rad. Wichtig ist, dass Sitzposition – also der Sattel –, Vorbau, Pedale und natürlich auch Lenker auf Ihre individuellen Körpermaße abgestimmt sind. Wenn dem nicht so ist, sind gesundheitliche Probleme quasi vorprogrammiert. Falls beim Biken selbst Schmerzen auftreten, sind oft falsche Radeinstellungen die Ursache.

Trainingsprogramm (2- bis 3-mal Training pro Woche)

		Belastungszeit/Woche	Dauer der Trainingseinheit (in Minuten)
1. Monat	1	40–60 min	20
	2	40–75 min	20–25
	3	60–115 min	25–35
	4	70–120 min	35–40
2. Monat	1	80–135 min	40–45
	2	80–135 min	40–45
	3	90–150 min	45–50
	4	90–150 min	45–50
3. Monat	1	100–165 min	50–55
	2	100–165 min	50–55
	3	110–180 min	55–60
	4	110–180 min	55–60

Schwimmen – Zug um Zug fit

Wagen Sie doch mal einen »feuchten Flirt«. Schließlich ist Schwimmen die gesündeste Art, Sport und Spaß miteinander zu verbinden. Sommerzeit ist Badezeit. Egal, ob im Freibad, in Seen oder an den Meeresküsten, das Verlangen, sich in die Fluten zu stürzen, ist nie größer als in der heißesten Jahreszeit. Doch kaum neigt sich der Sommer mit den letzten warmen Sonnenstrahlen dem Ende entgegen, schwindet bedauerlicherweise auch die Lust zum Trimmen durch Schwimmen. Die Badesachen werden weit hinten im Schrank verstaut und für acht Monate in den Winterschlaf geschickt.

Nicht nur zur Sommerzeit ...

Doch damit ist ab dem nächsten Winter Schluss: Lassen Sie Bikini und Badehose in Betrieb, und machen Sie Schwimmen zum Ganzjahrestraining. Schließlich ist das sportlich-feuchte Vergnügen ein echter Fitmacher. Ein einmaliger Schwimmbadbesuch bringt allerdings wenig. Zwei-, besser noch dreimal pro Woche sollten Sie schon ins Wasser gehen.

Vier Wege zur Topform

Nehmen Sie sich zwei- bis dreimal pro Woche jeweils ein bis zwei Stunden Zeit, und variieren Sie je nach Vorlieben die folgenden vier Einheiten. Wählen Sie als Stilart möglichst Kraul oder als zweite Wahl Brustschwimmen.

- Einheit A: 200 Meter Einschwimmen, 10-mal 100 Meter mit jeweils 10 bis 20 Sekunden Pause, 200 Meter Ausschwimmen
- Einheit B: 200 Meter Einschwimmen, 100–200–400–200–100 Meter mit jeweils 10 bis 20 Sekunden Pause, 200 Meter Ausschwimmen
- Einheit C: 200 Meter Einschwimmen, 6-mal 200 Meter Kraul mit jeweils 10 bis 20 Sekunden Pause, 200 Meter Ausschwimmen
- Einheit D: 200 Meter Einschwimmen, 45 Minuten Dauerschwimmen, 200 Meter Ausschwimmen

Cardiotraining im Fitnessstudio

Nicht immer lockt das Wetter zum Outdoorfatburning. Wenn es draußen mal wieder Katzen und Hunde regnet, gibt es jedoch eine prima Indooralternative: die so genannten Cardiogeräte. Sie ermöglichen ein pulskontrolliertes Training, denn Messvorrichtungen sind bei den modernen Maschinen bereits integriert.
Ein weiterer Vorteil besteht darin, dass Sie immer die gleichen Trainingsvoraussetzungen haben – hier stört Sie kein Wind, kein Regenguss und auch keine unebene Wegstrecke.
Nach dem Training können Sie noch gemütlich in der Sauna relaxen oder bei einem erfrischenden Mineraldrink an der Studiobar andere Fitnesssportler kennen lernen und sich mit ihnen austauschen – was immer einen Motivationsschub gibt.
Sie sollten allerdings nicht immer gleich alles glauben, was unter Trainierenden im Fitnessstudio so alles an Halbwahrheiten kursiert. Hier die Richtigstellung der drei beliebtesten Märchen und Mythen:

- Wenn man mit dem Kraftsport aufhört, erschlaffen die Muskeln nur so langsam, wie man sie aufgebaut hat.
- Wenn man schnell ins Schwitzen kommt, hat man noch lange keine schlechte Kondition.
- Das Fehlen eines heftigen Muskelkaters nach dem Training bedeutet, dass Sie gut trainiert sind – nicht etwa, dass Sie sich nicht genügend lang gequält haben!

Laufband

So joggen Sie am effektivsten: Laufen Sie in der Mitte, nicht seitlich oder am hinteren Rand des Laufbands. Steigern Sie ganz langsam Ihr Tempo, und lassen Sie sich auch nicht nach hinten »rausfegen«.
Die Vorteile des Laufbands:

- Das Tempo ist gleichmäßig und exakt einstellbar.
- Steigungs- und Bergläufe sind möglich.
- Beinmuskulatur, Gesäß und Hüften werden beansprucht.

Beachten Sie, dass sich die Lauftechnik vom Outdoorlaufen unterscheidet; Fehler können zu überhöhten Gelenkbelastungen führen.

Crosswalker

So holen Sie richtig Schwung: Anfänger konzentrieren sich nur auf die ellipsenförmige Stepbewegung. Die Füße müssen immer mit der ganzen Sohle Pedalkontakt haben. Später die Arme mit dazunehmen. Wechseln Sie zwischen Vorwärts- und Rückwärtsbewegungen. Alternativ lassen sich auch Stepper einsetzen.
Die Vorteile des Crosswalkers:

- Alle großen Muskelgruppen werden trainiert.
- Die Arm- und Schultermuskulatur wird mit einbezogen.
- Die Gelenke werden geschont.

Fahrrad

Das Fahrrad ist der Klassiker unter den Cardiogeräten. Bei »drehzahlabhängigen« Belastungsmodi erhöht sich der Widerstand, je schneller Sie treten – was besonders gut für Intervalltraining und Fortgeschrittene ist. Bei »drehzahlunabhängigen« Belastungen passt sich der Widerstand der Trittfrequenz an. So wird die Leistung konstant gehalten.
Die Vorteile des Fahrrads:

- Die Gelenk- und Rückenbelastung ist gering.
- Gerät ist gut für Anfänger und Übergewichtige geeignet.

Stepper

Stepper belasten die Gelenke kaum mehr als das eigene Körpergewicht, während beim normalen Treppensteigen aufwärts etwa das Doppelte, treppab sogar das Fünf- bis Siebenfache des Körpergewichts auf die Gelenke drückt.
Die Vorteile des Steppers:

- Das Gerät eignet sich gut für Übergewichtige und Einsteiger.
- Die Problemzonen an Hüften, Beinen und Gesäß werden besonders gefordert.

Rudergerät

Indoorrudern fordert einen hohen Muskelanteil. Kräftige Zugphasen werden von den Beinen eingeleitet, über den Rumpf fortgesetzt und von den Armen komplettiert.
Die Vorteile des Rudergeräts:

- Rudern ist gut für den Rücken (Kraftausdauer).
- Erlernt wird ein synchroner Einsatz der Muskelketten.

Lernen Sie die Technik erst bei geringer Belastung. Knie nicht durchdrücken, nicht zu weit nach hinten lehnen und den Rücken möglichst gerade halten.

Climber

Der Climber ist ein Stepper mit Oberkörper- und Armeinsatz. Höhenmeter werden mit Hilfe von Armen und Beinen erklommen, die Belastung verteilt sich auf den ganzen Körper. Griffe und Tritte sind diagonal miteinander gekoppelt.

Die Vorteile des Climbers:

- Der Bewegungsablauf ist funktionell und rückenfreundlich.
- Alle großen Muskelgruppen werden beansprucht.

Vermeiden Sie ruckhafte Bewegungen, und achten Sie auf ein gleichmäßiges Tempo.

Stepper und Rad sind die beliebtesten Studiogeräte. Beim Stepper sollten Sie sich aufrecht halten, einen stabilen Stand auf den Trittflächen sichern und die Knie nicht nach außen oder innen drehen.

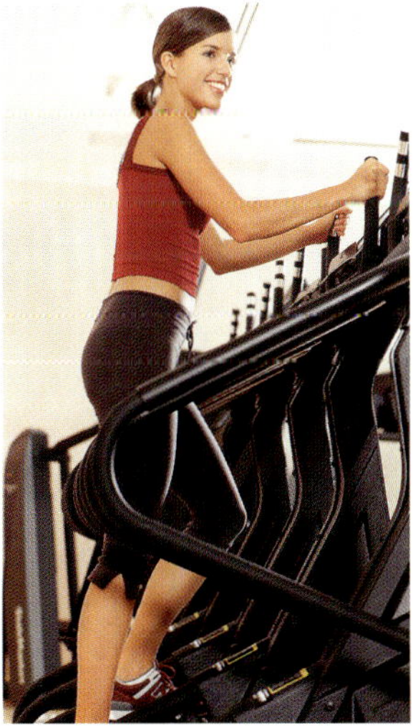

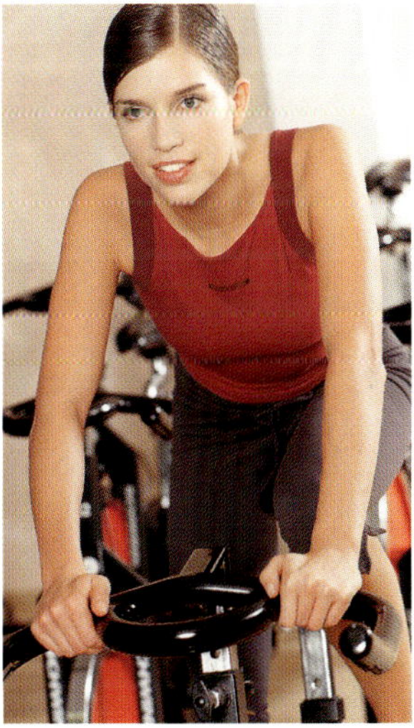

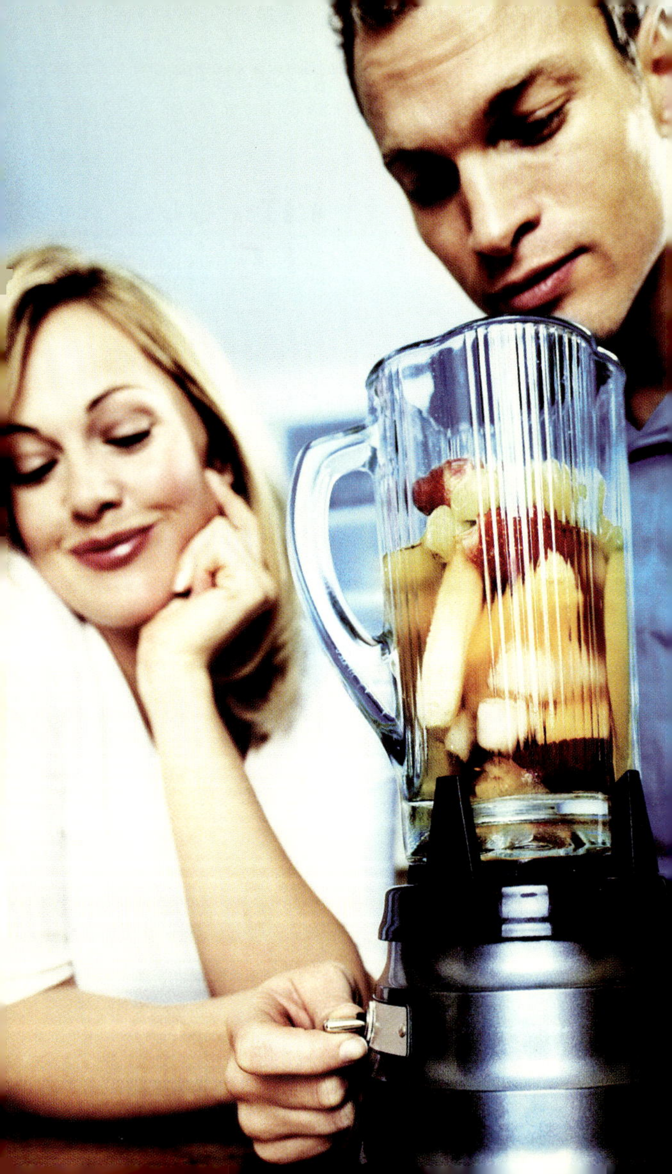

Fit-Food – schlank mit Genuss

Warum sind Diäten eigentlich so frustrierend? Weil sie einem das, was Spaß macht, verbieten wollen. Weil sie Verzicht und Disziplin verlangen. Weil sie uns die eigenen Schwächen vor Augen halten und vor allem, weil der Beschluss »Jetzt mache ich eine Diät« den meisten vorkommt wie eine schwere, düstere Zeit voller Entbehrungen. Beim FIT FOR FUN-Bauch-weg-Konzept ist das anders: Durch seine Doppelstrategie »Sport und Ernährung« erlaubt es Ihnen, sich Ihren Spielraum für Genuss, Lust und kleine Extraportionen zu schaffen.

Dicksein – kein Schicksal

Die Erforschung der genetischen Ursachen für Übergewicht, die immerhin auf 40 bis 70 Prozent geschätzt werden, laufen auf Hochtouren. Dickmachervirus und Fettsuchtgene beflügeln die Forscher in den Labors der Pharmaindustrie, um endlich das Medikament gegen das Wohlstandsleiden Nummer eins entwickeln zu können.

Die Gene spielen eine wichtige Rolle

Doch die Ergebnisse der Tierversuche lassen sich nicht so ohne weiteres auf den Menschen übertragen. Immer wieder bekannt werdende Nebenwirkungen von Schlankheitspillen veranlassen einige Hersteller dazu, ihre Präparate völlig vom Markt verschwinden zu lassen. Pillen und dubiose Mittelchen – da sind sich seriöse Wissenschaftler einig – sind garantiert nicht der richtige Weg zum gesunden Abspecken. Trotz der großen Fortschritte im Verständnis der molekularbiologischen Ursachen von Übergewicht sind Patentlösungen noch nicht in Sicht. Dafür sind letztlich auch die Ursachen zu vielfältig. Einen Vorteil hat den Betroffenen die bisherige Forschung aber schon gebracht: Übergewicht gilt in vielen Fällen als Schicksal und nicht länger mehr nur als Schuld oder persönliches Versagen.

Jeder kann abnehmen

Dennoch: Die ererbte Anlage darf weder als Ausrede noch als Anlass zur Resignation dienen. Niemand sollte sich also etwas vormachen. Erwiesen ist: Wer die richtigen Mittel einsetzt (fettarme Ernährung, mehr Bewegung), kann selbst bei ungünstigen genetischen Voraussetzungen ein akzeptables Gewicht erreichen und halten. Aber genauso wie es große und kleine Menschen gibt, müssen wir auch die natürliche Bandbreite beim Körpergewicht akzeptieren.
Letztendlich geht es um Ihr Wohlfühlgewicht, mit dem Sie gesund bleiben und sich im Spiegel leiden mögen, ohne sich zu knechten und zu quälen. Nicht jedes Pfund über dem Ideal muss mit Diätgewalt bekämpft werden. Wenn es also mit Ihren

Abspeckwünschen nicht ganz so klappt, wie Sie sich das vorstellen, üben Sie sich in Geduld – und vor allem: Seien Sie nicht zu streng mit sich selbst. Kämpfen Sie nicht verbissen und rigoros gegen ererbte genetische Programme an, sondern gehen Sie flexibel und behutsam vor.
In der Ära voller Kühlschränke und überquellender Supermarktregale müssen Sie sich einen gewichtsfreundlichen Speiseplan zusammenstellen. Wer sich nicht an Fettreichem, sondern an Kohlenhydraten satt isst, wird das Kalorienlimit schwerlich überschreiten und muss sich nicht mit frustrierenden Miniportionen auf dem Teller begnügen.

Wie viel Energie Sie benötigen

Ihr ganz persönlicher Energiebedarf setzt sich aus den beiden Faktoren Grundumsatz und Leistungsumsatz zusammen. Eigentlich ganz einfach. Jedoch fällt der Grundumsatz bei jedem Menschen etwas anders aus, je nachdem, wie der Stoffwechsel funktioniert. Große Menschen benötigen beispielsweise in der Regel etwas mehr Energie als kleine. Und Männer etwas mehr als Frauen. Zudem sinkt der Grundumsatz mit zunehmendem Lebensalter, und zwar in dem Maß, wie die körperliche Aktivität abnimmt. Denn dabei geht in der Regel Muskelmasse verloren. Und die Muskulatur – als aktive Körpermasse – bedingt im Vergleich zum trägen Fettgewebe einen höheren Grundumsatz. Durchtrainierte Menschen verbrennen also nicht nur allein durch ihren Sport mehr Kalorien, sondern haben aufgrund der vermehrten Muskelmasse auch eine generell höhere Stoffwechselaktivität, selbst wenn sie sich einmal weniger bewegen.

Radikaldiäten lassen Muskeln schrumpfen

Schlechte Karten haben dagegen all diejenigen, die durch falsch zusammengesetzte und radikale Diäten abnehmen. Denn ein schneller Gewichtsverlust geht zwangsläufig auch auf Kosten von Muskelsubstanz. Aktives, energiefressendes Muskelgewebe geht verloren, der Anteil an trägem und energiespeicherndem Fettgewebe steigt, relativ gesehen, dagegen an. Dadurch verschlechtern sich aus Stoffwechselsicht wiederum die Chancen für eine gute Verbrennung. Hauptziel beim Schlankwerden und Schlankbleiben muss es deshalb sein, Fettdepots abzubauen und die Muskelmasse zu erhalten bzw. ganz deutlich noch aufzubauen. Ohne gleichzeitiges leichtes Bewegungsprogramm bringt die fettkontrollierte Diät allein also noch keinen optimalen und dauerhaften Erfolg.

Den persönlichen Kalorienbedarf ermitteln

Mit der folgenden Formel können Sie annähernd den Kalorienbedarf errechnen, mit dem Sie Ihr momentanes Körpergewicht halten. Weniger Kalorieninput bedeutet dabei Abnehmen, und mehr heißt, dass Sie an Pfunden zulegen.

18–30 Jahre:
14,7 x Gewicht + 496 = Grundumsatz

31–60 Jahre:
8,7 x Gewicht + 829 = Grundumsatz

Um den Gesamtbedarf zu ermitteln, multiplizieren Sie den Grundumsatz mit Ihrem Aktivitätsfaktor.

- *Kopfarbeiter:* Sie sitzen oder stehen meistens, fahren viel Auto, gehen wenig zu Fuß. Sie treiben kaum Sport.
Empfohlene Kilokalorienzufuhr: Grundumsatz x 1,4.
- *Gemäßigt aktiv:* Sie laufen viel, fahren Rad und arbeiten im Garten. In der Freizeit spielen Sie Tennis, laufen Ski.
Empfohlene Kilokalorienzufuhr: Grundumsatz x 1,7.
- *Sehr aktiv:* Sie arbeiten körperlich, treiben aktiv Sport oder gehen mehr als viermal pro Woche ins Fitnessstudio.
Empfohlene Kilokalorienzufuhr: Grundumsatz x 2,0.
- Für Leistungssportler ist diese Überschlagsrechnung nicht genau genug. Für sie gelten zum Teil erheblich höhere Werte.

Energiebedarf erhöhen statt Kalorien sparen

Was wir essen, müssen wir auch verbrauchen. Wenn die Bilanz nicht stimmt, gibt es zwei Möglichkeiten: weniger essen und/oder mehr bewegen.
Das Beispiel in der Grafik wurde für eine Frau mit sitzender Tätigkeit berechnet. Die Aufnahmesäule zeigt zuerst einen Überschuss von 800 Kilokalorien

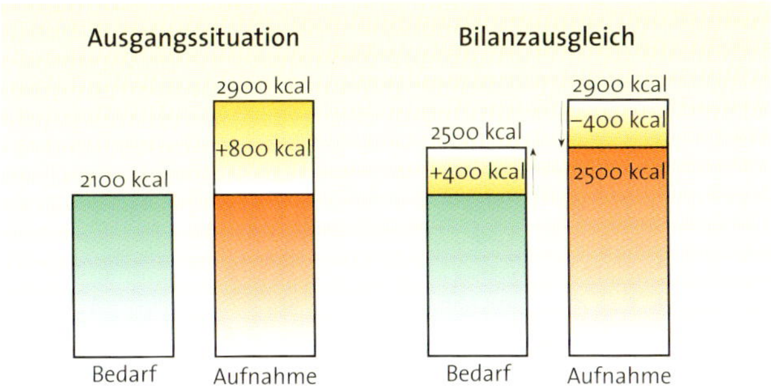

Die Bilanz zeigt einen täglichen Überschuss von 800 Kilokalorien.

Den Bedarf steigern (mehr Bewegung) und die Aufnahme senken (weniger essen) schafft den Ausgleich.

täglich. Macht sie so weiter, nimmt sie zu. Diesen Überschuss kann sie jedoch abbauen, indem sie beim Essen Kilokalorien spart und aktiver wird. Bewegt sie sich täglich für 45 Minuten (z. B. beim Schwimmen oder Joggen), muss sie beim Essen nur noch 400 Kilokalorien sparen (indem sie z. B. das Stück Sahnetorte zum Nachmittagskaffee weglässt). So kann sie die Bilanz ausgleichen – und hält ihr Gewicht.

Bewegung erspart Rechenkunststücke

Berechnen Sie Ihre Kalorienzufuhr nicht anhand von Tabellen. Tabellenwerte liefern nur Orientierungswerte. Die Rechenbeispiele verdeutlichen aber das Prinzip der Bilanz und geben ein Gefühl für die richtigen Größenordnungen. Um zu prüfen, ob Sie sich über Ihrem Energiebedarf ernähren, genügt ein wöchentlicher Blick auf die Waage.

Kurbeln Sie den Umsatz an

Ihre Energiebilanz ist dann ausgeglichen, wenn die Waage über einen längeren Zeitraum hinweg ein konstantes Gewicht zeigt. Steigt die Zahlenanzeige, nehmen Sie mehr Energie mit der Nahrung auf, als Ihr Körper für Grund- und Leistungsumsatz benötigt. Da hilft nur: weniger

(Fett) essen oder mehr bewegen – am besten beides in der richtigen Kombination.

Ernährung und Sport – ein starkes Team

Jede Bewegung ist besser als keine. Muskeln formen und straffen den Körper und steigern die Fettverbrennung. Wer wöchentlich durch Sport und Alltagsaktivitäten 2000 Kilokalorien zusätzlich verbrennt, hat für die Figur und sein Herz-Kreislauf-System schon viel getan. Kein Ernährungsprogramm, das schlank macht und hält, kommt ohne den unterstützenden Effekt von Bewegung und Sport aus. Sport allein ist nicht besser als jede Diät – erst in der richtigen Kombination sind beide richtig stark im Kampf gegen überflüssige Pfunde. Da im Alltag und in der Freizeit die Sitzzeiten oft zunehmen, müssen wir durch Bewegungsausgleich dagegenhalten.

Im Alltag auf Trab kommen

Dazu gibt es genügend Möglichkeiten, ohne deshalb gleich auf den Sportplatz oder in der Turnhalle herumtoben zu müssen. Rad fahren, Treppensteigen, zügiges Gehen zur Bushaltestelle, Haus- und Gartenarbeit können den Stoffwechsel aktivieren. Und wer Spaß an der Bewegung entdeckt, findet dann vielleicht auch seinen persönlichen Lieblingssport. Die wichtigsten Spielregeln für den Figurerfolg:

- Lieber regelmäßig als selten
- Lieber langsamer und länger als kurz und intensiv
- Lieber Spaß haben als verbissen kämpfen

Ausdauersport ist top

Um auf Dauer das Gewicht zu reduzieren, ist ein erhöhter Energieverbrauch, also Sport, das beste Rezept. Je häufiger und je länger man Sport treibt, desto deutlicher ist die Gewichtsreduktion. Wer nur auf Diät setzt, nimmt weniger ab als bei einem kombinierten Ernährungs- und Sportprogramm. Außerdem verhindert ein aktives Leben, dass das Gewicht nach der Abnahmephase allzu leicht wieder ansteigt. Diese Erkenntnisse der Wissenschaft widerlegen die bequeme Ausrede, dass Sport so appetitanregend wirke, dass jede Diät vergebens sei. Ausdauersportarten wie Laufen, Biken oder Schwimmen mit langen gleichmäßigen Belastungen und eventuell kurzen Intensitätsspitzen werden zum Fatburner, wenn sie regelmäßig, also rund drei- bis viermal pro Woche, auf dem Programm stehen. Das verdeutlicht die Grafik unten. Vor allem regelmäßiger Sport greift das Fett an: Reine Diäten ohne besondere körperliche Aktivitäten können auch die Muskulatur abbauen. Besonders Männer sind vom unfreiwilligen Muskelabbau durch den aufgezwungenen Kalorienstopp betroffen. Erst durch eine Kombination von Diät und ein auf Ihre persönlichen Vorlieben abgestimmtes Trainingsprogramm können Sie die Fettverbrennung steigern und den Schwund der Muskelmasse um mehr als die Hälfte reduzieren.

Nicht schlapp machen beim Schlankwerden

Am wirksamsten ist also offensichtlich eine Doppelstrategie, die sich aus Ausdaueraktivitäten zum Fettverbrennen und kräftigender Gymnastik zum Muskelaufbau zusammensetzt. Die Muskelmasse hilft gleichzeitig dabei, den Stoffwechsel deutlich anzukurbeln, also damit den Grundumsatz zu erhöhen, und verleiht der neuen Figur Form und Kontur.

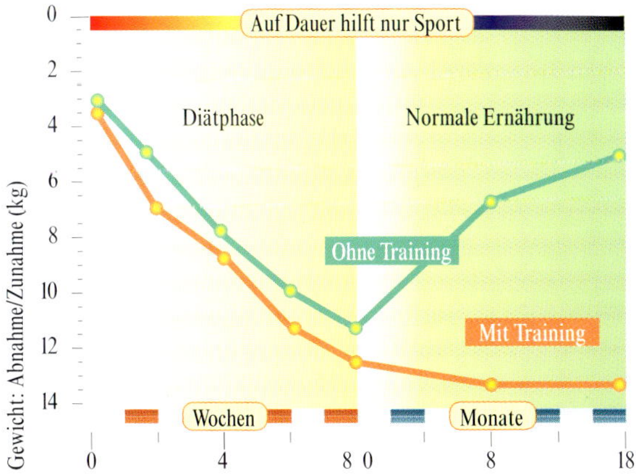

Fit mit wenig Fett

Wer nicht einfach weniger, sondern bewusst anders isst, wird gar nicht merken, dass er auf Diät ist. Noch besser: Sie können und sollen den neuen schlanken Essstil auf Dauer beibehalten. So wird dem gefürchteten Jo-Jo-Effekt am besten vorgebeugt. Die FIT FOR FUN-Ernährungsregeln bauen auf drei Prinzipien auf:

- Fett sparen
- Essen nach der Jahreszeit
- Nährstoffschonend kochen

Zum Abnehmen muss vor allem die Fettzufuhr reduziert werden. Streben Sie während der aktiven Abnehmphase 30 bis 50 Gramm Fett pro Tag an. Zum Gewichthalten sollten jedoch 60 bis 80 Gramm nicht überschritten werden. Frauen müssen sich dabei sogar an den unteren Werten orientieren.
Um fetten Sachen aus dem Weg gehen zu können, muss man natürlich erst einmal wissen, wo sich Fett überall versteckt. Butter und Margarine, die wir aufs Brot streichen, oder Bratfett zu rationieren, ist dabei noch die einfachste Übung. Darüber hinaus gibt es viele Küchentricks, um mit wenig Fett trotzdem schmackhaft zu kochen. Dennoch sollte man die Substanz nicht grundsätzlich verteufeln: Einige Lebensmittel, die zu fast 100 Prozent aus Fett bestehen, sind ausgesprochen wertvoll: Pflanzenöle etwa steuern für die Gesundheit unerlässliche einfach und mehrfach ungesättigte Fettsäuren sowie das fettlösliche Schutzvitamin E bei. Auch bei fettreichen Fischen wie Makrele, Lachs und Hering sollte man eine Ausnahme machen: Sie enthalten mehrfach ungesättigte Omega-3-Fettsäuren, die u. a. die Blutgefäße gesund erhalten.

Die große FIT FOR FUN-Fetttabelle

Damit Sie sich zum Thema »Fett« einen Überblick verschaffen können, sind auf den nächsten Seiten über 350 Lebensmittel aufgelistet – mit ihrem absoluten Fettgehalt und, was im Alltag sehr praktisch ist, dem Fettanteil an der Kalorienmenge in Prozent (alle Werte sind dabei gerundet). Die Liste ist alphabetisch sortiert und nach Lebensmittelgruppen geordnet. Alle Angaben beziehen sich auf 100 Gramm, sofern nicht »Stück« oder »Portion« angegeben ist.

Unter der Lupe – der Fettgehalt

	kcal	Fettanteil (g)	Fettkalorien (%)
Brot, Gebäck, Getreide			
Apfelkuchen, 1 Stück	140	3	22
Baumkuchen, 1 Stück	300	17	51
Bienenstich, 1 Stück	250	14	51
Brötchen, 1 Stück	110	0,9	7
Buchstabenkekse	75	0	0
Butterkekse, 5 Stück	100	5	45
Christstollen, 1 Stück	205	10	44
Cornflakes	360	0,6	2
Croissant, 1 Stück	410	26	59
Dominosteine, 5 Stück	220	8	33
Doppelkeks, schokogefüllt	360	15	38
Eiernudeln, gekocht	145	1	7
Elisenlebkuchen, 3 Stück	495	15	27
Erdbeersahnetorte, 1 Stück	200	10	47
Früchtebrot, 1 Stück	120	2	15
Haferflocken	375	7	17
Honigkuchen, 1 Stück	235	3	12
Käsekuchen, 1 Stück	320	17	48
Kekse, gemischt	460	16	32
Knäckebrot, Roggen	320	1	4
Kokosmakronen	200	8	36
Marmorkuchen, 1 Stück	410	21	48
Mürbeteiggebäck	500	25	47
Müslikekse	100	5	45
Müslimischung mit Nüssen	400	12	27
Naturreis, gekocht	130	0,8	6
Nussecken	490	28	53
Nussprinten, 5 Stück	450	20	40
Pfeffernüsse, 4 Stück	80	0	0
Roggenbrötchen	250	1	4

Unter der Lupe – der Fettgehalt

	kcal	Fettanteil (g)	Fettkalorien (%)
Roggenmehl, Type 1150	320	1	4
Roggenvollkornbrot	210	1	5
Sahnetorte, 1 Stück	365	25	62
Salzstangen	350	0,5	1
Sesambrötchen	280	3	11
Schokokekse, gefüllt, 3 Stück	390	24	55
Schwarzwälder Kirsch, 1 Stück	440	20	41
Schwarz-Weiß-Kekse, 5 Stück	180	10	50
Spekulatius, 5 Stück	225	10	40
Spritzgebäck	200	12	54
Toastbrot	270	4	15
Vanillekipferl, 4 Stück	160	8	45
Vollkornbrötchen	230	2	7
Vollkornkekse, 5 Stück	125	5	36
Vollkornnudeln, gekocht	140	2	10
Vollkorntoast	240	3	11
Weizen, Vollkorn	320	2	6
Weizenkleie	190	5	23
Weizenmischbrot	240	1	4
Zimtsterne, 4 Stück	240	8	30
Fisch und Fischerzeugnisse			
Aal, geräuchert	350	29	76
Fischstäbchen, frittiert	210	10	42
Forelle	110	3	23
Hering	250	18	66
Heringsfilet in saurer Sahne	105	5	44
Heringsfilet in Tomatensauce	205	15	68
Heringsstipp	285	27	88
Hummer, ausgelöst	90	2	21
Kabeljau	80	0,4	5

Unter der Lupe – der Fettgehalt

	kcal	Fettanteil (g)	Fettkalorien (%)
Krabben	105	2	13
Lachs	220	14	58
Languste	90	1	11
Makrele, geräuchert	240	16	41
Miesmuscheln, ausgelöst	55	1	22
Ölsardinen, Konserve	240	14	55
Rotbarsch	115	4	29
Schellfisch	80	0,1	1
Scholle	80	0,8	9
Scholle, paniert	290	20	63
Seelachs	90	0,8	8
Seezunge	90	1	15
Steinbeißer	95	3	27
Steinbutt	90	2	18
Thunfisch	240	16	60
Thunfisch, Konserve in Öl	300	21	64
Tiefseegarnelen, Konserve	95	1	12
Tintenfisch	80	0,9	11
Tintenfisch, paniert	315	26	78
Zander	90	0,7	7
Fleisch, Geflügel, Wurst			
Bierschinken	180	12	62
Blutwurst	425	39	84
Brathähnchen	350	29	76
Brühwürstchen	250	19	69
Cervelatwurst	485	43	83
Corned beef	155	6	36
Ente, mit Haut	430	43	92
Eisbein	180	11	56
Fleischkäse, gebraten	420	40	89

Unter der Lupe – der Fettgehalt

	kcal	Fettanteil (g)	Fettkalorien (%)
Fleischwurst	315	27	79
Frankfurter Würstchen	280	24	81
Frikadelle	185	10	49
Gans, mit Haut	390	34	79
Geflügelwurst	265	18	64
Hähnchenbrust	110	1	9
Kalbfleisch, mager	100	0,8	7
Kasseler Aufschnitt	270	18	60
Lachsschinken	320	20	57
Lammkeule	240	19	72
Leberwurst, fein	370	34	85
Mettwurst, streichfähig	395	37	86
Mortadella	365	33	83
Nürnberger Würstchen	290	23	75
Putenbrust	115	1	8
Rehrücken	130	4	25
Rindergulasch mit Sauce	120	5	42
Rinderfilet	120	4	31
Rinderhack	170	9	50
Rinderroulade mit Sauce	175	12	61
Rindersteak mit Kräuterbutter	340	27	72
Schabefleisch (Tatar)	110	3	22
Salami	425	36	79
Schinken, gekocht	215	11	48
Schinken, geräuchert	290	16	51
Schweinefilet	110	2	17
Schweinehack	180	11	57
Schweinekotelett	175	10	52
Schweinekotelett, paniert	250	14	52
Schweineschnitzel	110	2	17
Speck, durchwachsen	400	36	83

Unter der Lupe – der Fettgehalt

	kcal	Fettanteil (g)	Fettkalorien (%)
Sülze	230	17	69
Teewurst	370	33	82
Wachtel	120	2	18
Weißwurst	300	27	85
Wildschwein	120	4	32
Gemüse, Kräuter, Hülsenfrüchte			
Aubergine	15	0,2	11
Austernpilze	10	0,4	34
Blumenkohl	20	0,3	13
Bohnen, grün	35	0,2	5
Bohnen, weiß, getrocknet	300	2	5
Bratkartoffeln	160	8	46
Champignons	15	0,3	19
Chicorée	15	0,2	12
Eichblattsalat	10	0,2	17
Endiviensalat	10	0,2	19
Erbsen, grün	85	0,5	6
Erbsen, Konserve	75	0,4	5
Feldsalat	15	0,4	25
Grünkohl	35	0,9	23
Gurke	10	0,1	8
Kartoffelchips	550	40	68
Kartoffelklöße	100	1	10
Kartoffelkroketten	270	18	62
Kartoffelpuffer	290	19	61
Kohlrabi	25	0,1	4
Kürbis	25	0,1	4
Linsen, Konserve	100	0,4	4
Möhren	30	0,5	16
Ofenkartoffel mit Butter	120	8	67

Unter der Lupe – der Fettgehalt

	kcal	Fettanteil (g)	Fettkalorien (%)
Paprika, rot	32	0,4	12
Petersilie	25	0,4	15
Pfifferlinge	10	0,5	42
Pommes frites	270	13	45
Pommes frites, Ofen	260	10	35
Radicchio	10	0,2	14
Radieschen	15	0,1	7
Rosenkohl	35	0,3	8
Rotkohl	20	0,2	9
Salzkartoffeln	75	0,3	4
Sauerkraut	10	0,2	14
Schnittlauch	30	0,4	24
Sojasprossen	60	1	19
Spargel	20	0,4	22
Spinat	15	0,3	19
Tofu	75	4	54
Tomaten	20	0,2	10
Weißkohl	25	0,2	7
Zitronenmelisse	45	0,6	12
Zucchini	20	0,4	21
Zuckermais, Konserve	90	1	13
Getränke mit und ohne Alkohol			
Apfelsaftschorle	25	0	0
Apfelwein	46	0	0
Bier, Pils	42	0	0
Champagner	72	0	0
Colagetränk	46	0	0
Diätbier	27	0	0
Gemüsesaft	17	0,1	5
Kaffee, schwarz	2	0	0

Unter der Lupe – der Fettgehalt

	kcal	Fettanteil (g)	Fettkalorien (%)
Kaffee, mit Milch und Zucker	36	0,4	10
Malzbier	52	0	0
Mineralwasser	0	0	0
Multivitaminnektar	47	0,1	2
Rot- und Weißwein	80	0	0
Tee	0	0	0
Tomatensaft	17	0,1	5
Weizenbier	43	0	0
Zitronenlimonade	33	0	0
Imbiss, Snacks, Fertiggerichte			
Big Mäc, 1 Stück	505	26	46
Cheeseburger, 1 Stück	300	13	39
Chefsalat, mit Dressing	310	24	67
Chicken McNuggets, 6 Stück	205	12	53
Croque Monsieur, 1 Stück	280	12	52
Currywurst, Portion	440	35	72
Dönerkebab, Portion	410	15	33
Erbseneintopf mit Wurst	110	6	51
Fischbrötchen, 1 Stück	310	16	46
Frikadelle mit Brot, 1 Stück	300	13	39
Gemüse Mäc, 1 Stück	490	25	46
Gemüse McNuggets, 1 Portion	270	17	47
Grillhähnchen, 1 Hälfte	600	35	53
Gulaschsuppe	65	3	45
Hamburger, 1 Stück	260	11	38
Hot dog, Portion	350	22	57
Kartoffelsalat	120	5	39
Kartoffelsalat mit Mayonnaise	480	24	45
Linseneintopf mit Wurst	110	1	9
Nasi-Goreng	240	10	39

Unter der Lupe – der Fettgehalt

	kcal	Fettanteil (g)	Fettkalorien (%)
Nudelsalat	145	4	28
Salamipizza, 1 großes Stück	585	31	48
Pizzabaguette, 1 Stück	360	17	43
Pommes rot-weiß	320	13	37
Ravioli mit Tomatensauce	90	3	29
Reissalat	130	5	37
Schaschlikspieß, Portion	310	26	75
Spaghetti Bolognese	225	9	35
Wurst-Käse-Salat	330	26	74
Würstchen mit Brot, Portion	360	22	55
Würstchen im Schlafrock, 1 Stück	460	34	67
Eier und Eierspeisen			
Frühstücksei, 1 Stück	90	6	63
Omelett	191	16	80
Rührei	174	14	74
Spiegelei	220	18	77
Milch, Milchprodukte, Käse			
(Prozentangaben bei Käse: Fett in Trockenmasse)			
Blauschimmelkäse, 50 %	360	30	76
Brie, 45 %	280	22	72
Butterkäse, 30 %	245	15	58
Buttermilch	40	0,5	12
Camembert, 45 %	300	22	69
Crème fraîche	290	30	96
Dickmilch, vollfett	65	3	48
Doppelrahmfrischkäse, 60 %	350	32	83
Edamer, 40 %	330	23	66
Emmentaler, 45 %	400	30	69
Eiscreme	205	10	45

Unter der Lupe – der Fettgehalt

	kcal	Fettanteil (g)	Fettkalorien (%)
Fruchtjoghurt	100	3	23
Fruchtjoghurt, mager	70	0,1	1
Früchtequark, mager	100	0,2	2
Gouda, 45 %	365	26	72
Harzer Käse, 10 %	130	0,7	5
Hüttenkäse, 10 %	90	3	30
Joghurteis	140	3	20
Joghurt, fettarm	50	1,5	25
Joghurt, mager	40	0,1	2
Joghurt, vollfett	70	4	47
Kaffeesahne	120	10	79
Kefir, mit Sahne	125	10	74
Kondensmilch	115	4	33
Magerquark	75	0,2	3
Milch, 3,5 %	70	4	49
Milch, 1,5 %	50	1,5	31
Milchspeiseeis	150	4	26
Mozzarella	260	20	72
Parmesan	395	26	61
Raclettekäse, 48 %	345	28	75
Roquefort, 52 %	380	31	75
Sahnequark, 40 %	165	11	64
Sauerrahm (Schmand), 24 %	240	24	92
Saure Sahne	120	10	77
Schafskäse, 40 %	220	16	68
Schichtkäse, 10 %	80	2	23
Schlagsahne, 30 %	320	32	93
Schmelzkäse, 30 %	220	14	57
Schokomilch	95	2	24
Tilsiter, 45 %	330	25	72
Ziegenkäse	280	22	72

Unter der Lupe – der Fettgehalt

	kcal	Fettanteil (g)	Fettkalorien (%)
Obst und Obstsäfte			
Ananas	55	0,2	3
Apfel	55	0,4	7
Apfelsaft	55	0	0
Aprikose	45	0,1	2
Aprikose, getrocknet	250	0,5	2
Avocado	230	24	96
Banane	90	0,2	2
Brombeere	65	1	15
Dattel, getrocknet	280	0,5	2
Erdbeere	33	0,4	11
Feige, getrocknet	240	1	5
Grapefruit	40	0,1	2
Grapefruitsaft	50	0,1	2
Himbeere	35	0,3	8
Kirsche, sauer	55	0,5	8
Kirsche, süß	60	0,3	4
Kiwi	55	0,6	11
Mandarine	45	0,3	6
Mango	60	0,5	8
Nektarine	40	0,1	2
Olive, grün, eingelegt	140	14	91
Olive, schwarz, eingelegt	145	14	86
Orange	40	0,2	4
Orangensaft	45	0,2	4
Papaya	10	0,1	8
Pfirsich	40	0,1	2
Pflaume	50	0,2	4
Preiselbeeren, Glas, gesüßt	180	0,3	2
Rosinen	280	0,6	2
Wassermelone	40	0,2	5
Weintraube, weiß	70	0,3	4

Unter der Lupe – der Fettgehalt

	kcal	Fettanteil (g)	Fettkalorien (%)
Süßes, Schokolade			
After Eight, 5 Stück	225	5	29
Ballisto, 1 Stück	210	12	51
Banjo, 1 Stück	170	11	58
Bounty, 1 Stück	145	8	50
Capri, 1 Stück	55	0	0
Cornetto Nuss, 1 Stück	220	14	57
Domino, 1 Stück	135	8	53
Duplo, 1 Stück	100	6	54
Ferrero Rocher, 3 Stück	225	15	60
Fruchtbonbons, 3 Stück	55	0	0
Fruchtzucker	400	0	0
Geleefrüchte, 5 Stück	170	0	0
Gummibärchen, 10 Stück	70	0	0
Hanuta, 1 Stück	120	7	53
Honig	300	0	0
Kandierte Frucht, 1 Stück	125	0	0
Karamellen, 3 Stück	60	0	0
Kaugummi, 1 Stück	12	0	0
Konfitüre	250	0	0
Lakritzkonfekt, 10 Stück	100	0	0
Lakritzschnecken, 3 Stück	135	0	0
Magnum, 1 Stück	295	20	61
Mars, 1 Stück	275	11	36
Marzipan	500	25	47
Milchschokolade	550	32	53
Milchschokolade mit Nuss	570	36	60
Milky Way, 1 Stück	135	5	33
Mon Chéri, 3 Stück	150	6	36
Müsliriegel, 1 Stück	410	19	43

Unter der Lupe – der Fettgehalt

	kcal	Fettanteil (g)	Fettkalorien (%)
Negerkuss, 2 Stück	180	6	30
Nogger, 1 Stück	270	21	70
Nuss-Nougat-Creme	540	31	53
Nuts, 1 Stück	260	11	38
Pralinen	420	5	12
Snickers, 1 Stück	310	17	49
Traubenzucker	400	0	0
Trüffelpralinen, 3 Stück	210	12	51
Twix, 1 Stück	140	7	45
Weinbrandbohnen, 3 Stück	90	6	60
Weiße Schokolade	530	31	54
Zartbitterschokolade	505	34	63
Zucker	400	0	0
Nüsse, Samen, Knabbereien			
Cashewkerne	590	42	64
Chips	500	32	56
Erdnüsse, geröstet und gesalzen	600	53	82
Erdnussbutter	620	54	80
Erdnussflips	560	35	56
Haselnüsse	680	62	85
Käsegebäck	435	32	66
Kokosnuss	375	37	87
Kräcker	450	14	28
Leinsamen	395	31	73
Macadamianüsse	750	78	93
Mandeln	230	20	81
Maronen	195	2	9
Paranüsse	700	67	86

Unter der Lupe – der Fettgehalt

	kcal	Fettanteil (g)	Fettkalorien (%)
Pinienkerne	690	69	90
Pistazien, geröstet und gesalzen	595	50	77
Salzstangen	350	0,5	1
Sesamsamen	590	58	91
Sonnenblumenkerne	605	49	75
Walnusskerne	680	63	85
Öle, Speisefette, Saucen			
Butter	770	83	100
Curryketchup	185	0,2	1
Distelöl	925	99,5	100
Halbfettmargarine	380	40	98
Gänseschmalz	950	99,5	98
Kokosfett	925	99	100
Maiskeimöl	930	99,9	100
Margarine	745	80	100
Mayonnaise	775	80	96
Olivenöl	925	99,6	100
Pesto	595	57	88
Salatmayonnaise	510	51	93
Sauce béarnaise	460	42	85
Schaschliksauce	67	2	31
Senf	105	6	53
Schweineschmalz	950	99,7	98
Sojasauce	70	0,6	8
Thousand-Islands-Sauce	296	26	82
Tomatenketchup	110	0,3	3
Weizenkeimöl	925	99,5	100
Zigeunersauce	65	1	14

Wie Sie die Tabelle interpretieren

Warum zwei verschiedene Fettangaben? Der absolute Fettgehalt besagt, wie hoch der Fettanteil eines Lebensmittels in Bezug auf sein Gewicht ist. Der Wert gibt also an, wie viel Gramm Fett pro 100 Gramm enthalten sind. Butterkekse enthalten z. B. elf Gramm Fett pro 100 Gramm. Wenn Sie 50 Gramm Butterkekse essen, haben Sie also fünfeinhalb Gramm Fett zu sich genommen. Diese Angaben erleichtern es Ihnen, Ihr persönliches Fettkonto zu führen und die angegebenen Tagesrichtwerte einzuhalten. Die Fettkalorien in Prozent dagegen besagen, wie hoch der Fettanteil in Prozent in Bezug auf die Gesamtkalorien eines Lebensmittels ist. Der Kaloriengehalt setzt sich bei allen Lebensmitteln zusammen aus Kohlenhydratkalorien, Eiweißkalorien, Fett- und Alkoholkalorien. Dabei fallen die Fettkalorien am stärksten ins Gewicht, da ein Gramm Fett ca. neun Kilokalorien entspricht, ein Gramm Eiweiß oder Kohlenhydrate jedoch nur ca. vier Kilokalorien. Günstig sind Lebensmittel, bei denen der Fettkalorienanteil nicht über 30 Prozent hinausgeht. Schlagsahne z. B. enthält etwa 32 Gramm Fett pro 100 Gramm. Prozentual macht das Fett jedoch über 90 Prozent der Kalorien aus. Dieser Wert ermöglicht es Ihnen, auf einen Blick die Fettkonzentration des betreffenden Lebensmittels zu erfassen. Bevorzugen Sie diejenigen mit einem günstigen Quotienten.

Nur die halbe Wahrheit

Viele kalorienreiche Lebensmittel schneiden danach nämlich trotzdem ganz gut ab, weil bei ihnen der Hauptanteil aus Kohlenhydrat- oder Eiweißkalorien stammt. Beispiel: 100 Gramm Haferflocken enthalten zwar 375 Kilokalorien, also relativ viel, aber nur knapp 18 Prozent Fettkalorien, weil hauptsächlich Kohlenhydrate und etwas pflanzliches Eiweiß drinstecken. Natürlich kombinieren wir in der täglichen Ernährung fettarme und fettreiche Lebensmittel. Trotzdem: Wer nur Produkte mit 40 Prozent und mehr Fettkalorien futtert, schafft die fitness- und figurfreundliche 30 Prozentgrenze kaum. Und die 24 Prozent Fettkalorien im Schnittlauch sollten Sie weniger beunruhigen als die 45 Prozent Fettkalorien in Pommes frites. Schließlich ist Schnittlauch kalorientechnisch ein Leichtgewicht, und Sie essen in der Regel nur wenige Gramm davon. Eine Portion Pommes frites dagegen hat gleich 150 Gramm.

Die Tricks der leichten Küche

Der erste Schritt zur neuen Ernährung heißt: fettreiche Lebensmittel meiden. Mit Hilfe des absoluten Fettgehalts können Sie die tägliche Fettzufuhr kontrollieren. Wenn Sie zusätzlich folgende Tipps beherzigen, fällt es Ihnen noch leichter, sich fettarm zu ernähren:

Dünsten statt braten Fisch am besten gedünstet, pochiert oder gegrillt verzehren. So bleibt er fettarm und doch schmackhaft. Eine weitere fettsparende Möglichkeit: in Pergamentpapier gewickelt im Backofen garen.

Kaltes Fett schwimmt oben Fetthaltige Flüssigkeiten wie Suppen und Saucen völlig abkühlen lassen und das erstarrte Fett von der Oberfläche abnehmen.

Wok statt Pfanne Kochen Sie chinesisch. Im Wok, dem Universalgerät der Asienküche, garen alle Gerichte knackig frisch und ohne viel Fett.

Schokolade lieber flüssig Kakao enthält weniger Fett als Schokolade und dafür mehr Kalzium. Wahre Genießer löffeln den Kakao, damit sie mehr vom Schokoerlebnis haben.

Thunfisch nur aus dem Wasser Thunfisch schmeckt vorzüglich, ist mineralstoffreich und enthält viel wertvolles Eiweiß. Die ideale Ergänzung zu Brot und Salat oder als Pizzabelag, vor allem, wenn er in Wasser statt in Öl eingelegt ist.

Brühe als Basis Statt Gemüse in Öl anzubraten, können Sie es auch in Brühe dünsten. Besonders intensiv schmeckt beispielsweise selbst gemachte Gemüsebrühe mit in einer Pfanne ohne Fett gerösteten Zwiebeln und Knoblauch.

Dämpfen dämpft den Fettverbrauch Bei dieser Kochtechnik werden die Zutaten völlig ohne Zuhilfenahme von Fett im Wasserdampf gegart. Besorgen Sie sich Dämpfeinsätze für Ihre Töpfe.

Torte muss nicht Sünde sein
Eine mit frischen Früchten belegte Torte ist kein Verstoß gegen die guten Diätsitten, sondern ein leichter, vitaminhaltiger Kohlenhydratsnack. Wenn Sie selbst backen, nehmen Sie eine kleine Form, schneiden Sie kleine Stücke. So hat Ihr Stück Kuchen oder Torte nur halb so viele Kalorien wie das beim Konditor gekaufte Naschwerk.

Nicht so dick auftragen Halten Sie Butter streichfähig. Nehmen Sie sie rechtzeitig vor der Mahlzeit aus dem Kühlschrank. Weich lässt sie sich sparsamer verteilen. Harte Butter wird automatisch dicker aufgetragen.

Frühstücksmüsli selbst mischen Verzichten Sie auf gesüßte Mischungen mit Nüssen, Schokostückchen und reichlich Trockenfrüchten. Mischen Sie besser Vollkornflocken aus Hafer oder Weizen mit wenig Trockenfrüchten, und geben Sie frisches Obst dazu. Mit Joghurt anrühren. Zucker ist unnötig.

Bratkartoffeln – nein danke
100 Gramm Pommes frites enthalten 6 bis 15 Gramm Fett, Bratkartoffeln schlagen mit bis zu 20 und Kartoffelchips sogar mit satten 40 Gramm Fett zu B(a)uche. Also Kartoffeln nur gekocht, am besten als Pellkartoffeln oder in der Schale als Folienkartoffeln, genießen. Auf diese Weise zubereitet sind sie praktisch fettfrei und haben auch die meisten Vitamine.

Auf fettige Brösel verzichten
Kotelett ist erlaubt, doch kein paniertes. Die Panade an Schnitzel, Kotelett oder Bratfisch saugt Fett auf wie Löschpapier. Schlankheitsbewusste ziehen mit wenig Fett Gegrilltes oder Gebratenes à la nature vor. Meist reicht es, die Grillfläche dünn mit Fett zu bepinseln oder einen Teelöffel Öl in einer beschichteten Pfanne zu verteilen.

Frittierfett hoch erhitzen
Frittiertes ja, aber selten und bei der richtigen Hitze. Denn: Bei Temperaturen unter 140 °C saugen Pommes & Co. besonders viel Fett auf. Anschließend auf Küchenpapier gründlich abtropfen lassen.

Schmeckt gar nicht verwässert Mit kohlensäurehaltigem Mineralwasser cremig gerührter Magerquark ist locker und leicht. Er schmeckt fast genauso gut wie Sahnequark und spart dabei doch erheblich Fett. Im Supermarkt werden auch Quarksorten mit extrem niedrigem Fettgehalt angeboten, die durch eine spezielle Rührtechnik besonders luftig geschlagen wurden.

Kein Schnäpschen danach
Der berühmte Schnaps nach fettem Essen ist keineswegs ein Fettkiller – im Gegenteil: Alkohol fördert die Fettverdauung, indem er die fettspaltenden Verdauungsenzyme bei ihrer Arbeit unterstützt. So kann der Körper das Fett noch besser nutzen. Entweder, indem er es in Energie umwandelt. Oder, indem er als Energiespeicher Fettdepots anlegt. Ein gelegentliches Gläschen darf es trotzdem sein, denn nach einem fettreichen Mahl fördert Alkohol durchaus die Verträglichkeit des Essens.

Salat nicht in Öl ertränken
Pflanzenöle reichern jeden frischen Salat mit wichtigen Fettsäuren und Vitamin E an, aber bitte nicht einfach aus der Flasche, sondern dosiert zugeben. Die Faustregel: Einem Teelöffel entsprechen dabei etwa fünf Gramm, einem Esslöffel etwa zwölf Gramm Öl. Und wie Sie aus der großen Fetttabelle ersehen können, ist das das pure Fett. Bei angestrebten 30 bis 50 Gramm Fett pro Tag sollten Sie also unbedingt mit dem Teelöffel dosieren.

Businesslunch auf leichte Art
Die italienische Küche bietet als Vorspeise Gemüseantipasti, zum Hauptgang gegrillten Fisch mit Salat, die asiatische Küche glänzt mit Sushi oder Gerichten aus dem Wok – alles fettarm und vitaminreich. Steuern Sie Ihre Geschäftsfreunde öfter mal unmerklich an der »gutbürgerlichen« Küche vorbei.

Nicht an Gewürzen sparen
Butter, Öl und Sahne sind auch Geschmacksträger, die das Aroma der Speisen unterstreichen. Verwenden Sie stattdessen reichlich frische Kräuter und Gewürze. Sie werden so ganz neue Geschmacksnuancen erfahren. Auch Essig, Senf, Sojasauce, Chutney, getrocknete Pilze und

(ölfreie) getrocknete Tomaten sind fettarme, aber zugleich intensive Aromaspender.

Pürieren statt legieren

Sahne adieu! Zum Andicken von Saucen, Suppen und Desserts können Sie gekochte Kartoffeln, Tomatenfleisch oder Bananen pürieren und unterziehen. In Salatdressings schmecken pürierte Früchte hervorragend. Probieren Sie es doch mal mit Himbeeressig, Honig, Senf und einer pürierten Orange.

Essen nach der Jahreszeit

Fitnessküche fängt beim Einkauf an. Wenn Sie keinen eigenen Garten haben, müssen Sie natürlich kaufen, was Sie auf dem Markt und im Laden bekommen. Orientieren Sie sich dabei immer an der Jahreszeit. Obst und Gemüse schmecken dann am besten und enthalten die meisten Nährstoffe, wenn sie Saison haben. Damit Sie in den Genuss der wertvollen Inhaltsstoffe kommen, lassen Sie Grünzeug, Salate und Früchte nicht lang herumliegen. Deshalb am besten mehrmals wöchentlich frisch einkaufen. Produkte der Region haben meist kürzere Transportwege und können reifer geerntet werden. Das wirkt sich deutlich auf Geschmack und Nährwert aus. Falsche Lagertemperaturen, zu langes Lagern und zu lange Zubereitungszeiten können bei Obst und Gemüse zu erheblichen Vitaminverlusten führen.

Cooking light

Bevor Sie sich mit Schwung und guten Vorsätzen an die Verwirklichung Ihrer Diätpläne machen, sollten Sie noch einen kritischen Blick auf Ihre Kochkünste werfen. Schließlich wollen Sie nicht nur bloß schlanker werden, sondern auch Fitness und Lebensfreude gewinnen!
Damit Vitamin- und Mineralstoffhaushalt stimmen, müssen Sie sich von Großmutters Küche – beispielsweise lange Garzeiten, fette Sonntagsbraten – verabschieden. Oder gehören Sie etwa eher zu den Gestressten, die aus Zeitnot viel zu häufig Fertiggerichte auf den Tisch bringen? Gesund kochen muss gar nicht umständlich sein und erfordert nur einige wenige und einfache Spielregeln.

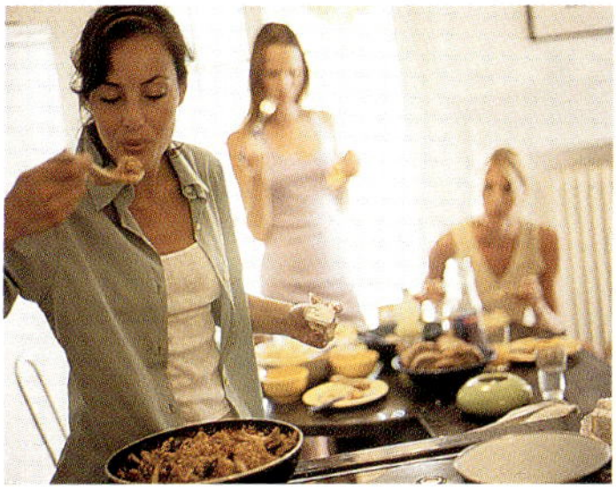

FIT FOR FUN tut allen gut. Denn so macht Abnehmen richtig Spaß!

Garmethoden für Genießer

Auch wenn Sie schon sehr gut kochen – wahrscheinlich können Sie hier trotzdem noch etwas lernen. Aromatische und vitaminreiche Zutaten werden mit den richtigen Zubereitungstechniken zu leichten Fitmachern und garantieren Genuss pur. Wenig Fett, viel Geschmack: Das ist die Devise der FIT FOR FUN-Küche. Und was das Aroma bewahrt, schont auch die Vitamine. Dämpfen z. B. ist die gesündeste Garmethode der Welt. Denn man benötigt überhaupt kein Fett, und die Nährstoffe bleiben optimal erhalten. Auch beim Dünsten und Sautieren im Wok werden die Nährstoffe weitestgehend geschont. Die empfehlenswertesten Methoden, um Fleisch zuzubereiten, sind Braten mit ganz wenig Fett oder aromaintensives Schmoren, z. B. im klassischen Römertopf aus porösem Ton. Natürlich gehört auch das richtige Küchengerät dazu.

Dämpfen – Vitamine schonen, Fett sparen

Für zartes, frisches Gemüse und Fisch gibt es nichts Besseres: Vitamine und Mineralstoffe, Aroma und Farbe bleiben unter der Einwirkung des Dampfs optimal erhalten. Dämpfen ist die sanfteste Art des Garens. Der Trick dabei: Das Gargut, beispielsweise Gemüse, kommt nicht mit Wasser in Berührung, sondern nur mit etwa 100 °C heißem Wasserdampf. Dafür bedecken Sie den Boden eines gut schließenden Topfs zwei Finger breit mit Wasser, setzen einen Dämpfeinsatz (Sieb, Gitter oder chinesische Dämpfkörbchen) in den Topf und legen das Gargut darauf. Dann wird bei geschlossenem Deckel gegart. Vor allem die wasserlöslichen Vitamine und die Mineralstoffe, die sonst mit dem Kochwasser ausgewaschen werden, bleiben dabei weitestgehend erhalten.

Aromen werden verstärkt

Der typische Eigengeschmack von Gemüse, Fisch, aber auch Fleisch wird durch das Dämpfen nicht beeinträchtigt, sondern sogar noch verstärkt. Ein weiterer Vorteil: Das Gargut ruht während des Dämpfens unbewegt auf einem Sieb oder Dämpfeinsatz. Es wird sozusagen gar nicht angetastet. So werden die natürliche Form und Farbe der Zutaten nicht zerstört, und Gedämpftes sieht deshalb einfach sehr viel appetitlicher aus.
Die Farbe von Gemüse kommt noch kräftiger zur Geltung, wenn Sie es direkt nach dem Dämpfen kurz in einem Eiswasserbad abschrecken. Diese Technik ist allerdings nicht zwingend notwendig. Aber wenn Sie beispielsweise Gäste bewirten und es besonders auf die Optik ankommt, können Sie diesen Trick einsetzen.

Was dämpft man?

- *Gemüse:* Brokkoli, Blumenkohl, Erbsen, Möhren, Fenchel, Zuckerschoten
- *Fisch:* Forelle, Sankt-Petersfisch, Scholle, Zander
- *Geflügel:* Geflügelbrust
- *Reis und Hülsenfrüchte*

Nützliche Geräte

- Sehr gut schließende Edelstahltöpfe, die den Dampf nicht entweichen lassen
- Dämpfeinsätze zum Einstellen oder Einhängen
- Elektrischer Dampfgarer
- Chinesische Bambuskörbchen, die Sie auch in einem großen Topf stapeln können, um so mehrere Lebensmittel gleichzeitig zu dämpfen (z. B. Fisch und Gemüse)

Dünsten – das kurze Bad im Aromasud

Lassen Sie Milde walten: Eine gemäßigte Temperatur und wenig Flüssigkeit sorgen dafür, dass beim Dünsten Vitamine geschont werden. Dünsten heißt Garen im eigenen Saft oder mit wenig Flüssigkeit bei 100 °C. Der untere, in der Flüssigkeit liegende Teil des Garguts kocht, der Rest gart im Wasserdampf.

Neben dem Dämpfen ist Dünsten die nährstoffschonendste Methode überhaupt.

Oft kann man Wasser sparen

Wasserreiche Gemüse können im eigenen Saft garen. Bei festerem Gemüse, Fisch oder Fleisch sollten Sie immer nur etwa so viel Wasser, Wein oder Brühe zugeben, dass der Boden bedeckt ist. Ein Tropfen Öl sorgt für die bessere Ausnutzung der fettlöslichen Vitamine. Ein gut hitzeleitender Topfboden und ein perfekt sitzender Deckel sichern den geschlossenen Wasserkreislauf: Aufsteigender Dampf schlägt sich am Deckel nieder, kondensiert und tropft wieder auf die Speisen. Verwenden Sie auch die Dünstflüssigkeit immer mit, denn sie enthält wertvolle Nährstoffe.

Was dünstet man?

- *Gemüse:* Bohnen, Paprikaschoten, Zucchini, Tomaten
- *Fisch:* Lachs, Muscheln
- *Fleisch:* Rinder- oder Schweinefilet

Nützliche Geräte

- Gut schließende Töpfe oder Pfannen, die keinen Dampf entweichen lassen
- Verkürzte Garzeiten, Vitamin- und Aromaschonung beim Dünsten garantiert z. B. ein Schnellkochtopf

Sautieren – schnelles Garen im Wok

Sautieren nennt man die schnelle Schwenktechnik, die vor allem im Wok praktiziert wird – einer ausladenden Pfanne in Schalenform mit gerundetem Boden und flachem Rand. Hier sollte man keine Billigware wählen. Eine schwere, hochwandige Pfanne ist jedoch genauso gut geeignet. Der Name dieser Technik kommt aus dem Französischen und bedeutet etwa »springen lassen«.
Das trifft den Vorgang ganz gut, denn Gemüsestücke, Pilze, Fleisch- oder Fischstücke müssen während des kurzen Garvorgangs (nur wenige Minuten bei kräftiger Hitzezufuhr) ständig in Bewegung bleiben. Wichtig ist, dass alle Zutaten in etwa gleich große Stücke geschnitten werden, damit sie gleichzeitig gar werden. Härtere Gemüsesorten mit fester Struktur wie Karotten oder Porree können ruhig etwas kleiner geschnitten werden. Das garantiert auch ein optimales Essvergnügen.

Auch für viele Esser rasch zubereitet

Wollen Sie größere Mengen zubereiten, können Sie die Lebensmittel auch portionsweise anbraten und dann warm stellen. Das Sautieren im Wok geht so schnell, dass Ihnen nichts zu weich wird. Zum Schluss nochmals alles zusammen mit Würzzutaten im Wok schwenken, damit sich die Aromen harmonisch mischen.

Was sautiert man?

- *Gemüse:* Stangensellerie, Lauch, Frühlingszwiebeln, Pilze, Karotten, Paprikaschoten, Chinakohl, Sprossen
- *Fleisch:* Schnitzelfleisch
- *Geflügel:* Putenbrust, Hähnchenbrust
- *Meeresfrüchte:* Garnelen, Krabben

Nützliche Geräte

- Wok mit Rost und speziellem Wokbesteck. Wenn Sie einen Gasherd besitzen, ist das Kochen im Wok geradezu ideal. Damit Sie Woks mit gebogenem Boden auch auf dem E-Herd (der ja eine plane Auflagefläche hat) benutzen können, gibt es spezielle Wokadapter.
- Anstelle eines Woks können Sie auch eine hochwandige, möglichst beschichtete Stielpfanne benutzen.

Schmoren – sanftes Garen mit Geschmack

Niedrige Temperatur und langsames Garen sorgen für gute Geschmacksentfaltung und machen das Gargut besonders zart. Der erste Schritt beim Schmoren ist kräftiges Anbraten, dann folgt geduldiges Dünsten. Dies sorgt besonders bei Fleisch dafür, dass sich das volle Aroma entfaltet. Denn so schließen sich die Poren, so dass kein Saft mehr austritt.

Zur richtigen Zeit würzen

Beim anschließenden langsamen Garen im geschlossenen Bräter oder Topf beenden Schmorsud und Dampf den Vorgang schonend. Wein, Brühe und Gemüse sorgen für zusätzliches Aroma. Große Stücke sollte man vor dem Anbraten rundherum mit Gewürzen einreiben. Klein geschnittenes Fleisch muss erst portionsweise angebraten werden, damit die Poren sich rasch schließen. Sonst verliert das Fleisch zu viel Saft und ist am Ende nicht zart, sondern zäh. Nachdem die letzte Portion außen gut gebräunt ist, wird gewürzt.

Was schmort man?

- *Fleisch:* Gulasch von Rind, Schwein und Lamm, Rouladen, Sauerbraten, Schmorbraten, Lammkeule, Rehschulter
- *Gemüse:* Artischocken, Auberginen, Paprikaschoten, Steckrüben, Wirsing

Nützliche Geräte

- Schmortopf aus schwerem Material und mit hitzefesten Griffen, weil man auch im Backofen sehr schonend und bei gleichmäßiger Hitze schmoren kann.
- Auch der Römertopf ist gut zum Schmoren geeignet. Der gewässerte Tontopf gibt während des Garvorgangs Dampf nach innen ab. Das spart Fett, schont Vitamine und Aroma.
- Im hochwertigen Mörser mit Stößel können Sie Gewürze immer frisch zerstoßen. So schmecken sie viel intensiver.

Braten – die schnelle Powermethode

Heiß und bewegt muss es in der Pfanne zugehen. Dann brennt Fleisch trotz wenig Fett nicht an und behält einen Großteil seiner Nährstoffe. Das Rösten in heißem Fett unterstreicht vor allem das typische Fleischaroma, ist aber auch für Fisch und einige Gemüsearten geeignet. Wichtig: Das Fett in der Pfanne gut erhitzen (es darf jedoch nicht qualmen!). Dann das Bratgut in das sehr heiße Fett geben, damit sich die Poren sofort schließen und das Fleisch sich nicht mit Fett vollsaugt. Es genügt, den Pfannenboden einzupinseln. Damit das Fleisch nicht anbrennt, wird es mit einem Schieber während des Bratens ständig leicht bewegt. So kommen Sie mit wenig Fett aus. Tritt auf der Oberseite Saft aus, sollten Sie das Fleisch wenden. Wichtig: Gewürzt wird immer nach dem Braten, damit das Fleisch nicht zäh wird.

Was brät man?

- *Fleisch:* Schnitzel, Koteletts, Steaks, Medaillons, Leber
- *Fisch:* Scheiben vom Lachs, Heilbutt oder Steinbutt
- *Gemüse:* Auberginen, Zucchini

Nützliche Geräte

- Eine beschichtete Pfanne hilft beim Fettsparen. Dafür brauchen Sie einen Holz- oder Kunststoffwender, weil ein Metallbesteck die empfindliche Oberfläche verkratzen kann.

- Eine Edelstahlpfanne lässt sich wesentlich besser reinigen, weil ihre Oberfläche glatter ist und sich daher auch keine Keime darauf ansiedeln können.

Salat – das neue Hauptgericht

Salate sind von Natur aus leicht und lassen sich mit saisonalen Zutaten äußerst vielfältig kombinieren. Probieren Sie verschiedene Blattsalate zusammen aus. Kräftige Sorten wie Endivien oder Radicchio lassen sich z. B. wunderbar mit Früchten ergänzen. Getrocknete Tomaten im Dressing sorgen für pikant-fruchtige Würze. Löwenzahn, Rucola, Brunnenkresse und frische Kräuter bringen Abwechslung.

Experimentieren Sie mit Zutaten

Entdecken Sie Hülsenfrüchte, Reis, Getreide, Nüsse oder Samen als Salatzutaten. Ohne Fett angeröstete Sesamsamen über einen knackigen Blattsalat gestreut, sind eine Delikatesse. Und schließlich: Kombiniert mit magerem Geflügel, Meeresfrüchten oder fettarmem Fleisch, können Salate eine Hauptmahlzeit ersetzen. Einmal täglich Salat, ob als kleine Rohkostbeilage oder sättigendes Gericht, sollten Sie auf jeden Fall einplanen. In der kalten Jahreszeit darf das übrigens auch ruhig mal ein lauwarmer Kartoffelsalat sein.

Behutsamkeit schont Vitamine

Damit Sie in den vollen Genuss der enthaltenen Vitamine, Mineralstoffe und sekundären Pflanzenstoffe kommen, sollten Sie die Zutaten regelrecht mit Samthandschuhen anfassen: nicht lang wässern, nur kurz in Wasser schwenken. Bei Pilzen z. B. genügt das Abbürsten mit einer weichen Bürste. Zarte Blattsalate nicht unter dem Wasserstrahl reinigen, sonst werden sie leicht matschig.

Alle Zutaten erst nach dem Waschen putzen und zerkleinern, sonst werden unnötig viele Mineralstoffe und Spurenelemente ausgeschwemmt und verschwinden auf Nimmerwiedersehen im Abfluss. Je kleiner Sie Gemüse und Grünzeug schnippeln, desto größer ist die

Angriffsfläche für Sauerstoff, den Erzfeind der Vitamine. Deshalb vorbereiteten Salat immer möglichst schnell servieren. Nützliche Geräte für die Salatzubereitung sind:

- Großes Salatsieb
- Salatschleuder

Dressing – Anmache auf die leichte Art

Ohne anständiges Dressing schmeckt der beste Salat nicht. Aber Sie brauchen keine Sahne oder Mayonnaise für eine gute Marinade! Die Mutter aller Salatsaucen ist die klassische Vinaigrette auf der Basis von Essig und Öl im Verhältnis 1 : 3, also einen Esslöffel Essig auf drei Esslöffel Öl. Einen Teil des Öls können Sie sparen, indem Sie etwas Senf, ein rohes Eigelb (muss sehr frisch sein!), Geflügel- oder Gemüsefond (konzentrierte eingekochte Brühe), eine durchgedrückte Kartoffel oder sogar etwas Mineralwasser zugeben. Der Trick, um die Sauce schön sämig werden zu lassen: Grundsätzlich das Öl erst darunter schlagen, wenn sich die anderen Zutaten schon verbunden haben. Einen guten Schneebesen verwenden oder der Sauce mit dem Pürierstab Volumen verleihen. Bei größeren Mengen geht das auch mit einem Blender (Standmixer, der hauptsächlich für Shakes verwendet wird). Wenn Sie helle Dressings bevorzugen, probieren Sie mal Magermilchjoghurt, Magerquark, Dickmilch oder leichte Salatcreme als Basis für Ihr Dressing.

Fruchtiges spart Fett

Alternativen zum fettarmen Verlängern: Apfelsaft, Orangensaft, pürierte Früchte, Tomatenmark, Tomatensaft, Marmeladen, Mangochutney, Apfel- oder Birnendicksaft (aus dem Reformhaus). Lassen Sie Ihrer Phantasie freien Lauf, und probieren Sie ruhig selbst noch weitere Zutaten aus – Hauptsache fettarm. Kaufen Sie sich hochwertige Öle und Essige, damit Sie optimale Geschmacksergebnisse erzielen und Ihr Appetit auf Salat weiter wächst. Nützliche Geräte für gelungene Salatsaucen sind:

- Quirl
- Scharfe Messer, um Gemüse nicht zu quetschen, sondern sauber zu zerkleinern
- Pürierstab oder Blender, um Dressings mehr Volumen zu verleihen

Unser täglich Food

Folgende Lebensmittel sollten so oft wie möglich auf dem Speiseplan stehen, weil sie neben einer sehr hohen Dichte an Vitaminen und Mineralstoffen auch reichlich gesundheitsfördernde sekundäre Pflanzenstoffe enthalten.

Gemüse

- *Brokkoli:* enthält Vitamine, Mineralstoffe und bioaktive Pflanzenstoffe; gilt als essbarer Krebsschutz
- *Tomaten:* enthalten Kalium und Lykopin; der rote Farbstoff der Tomate ist ein noch deutlich wirksamerer Zellschutzstoff als Beta-Karotin
- *Feldsalat:* enthält Vitamine, Eisen und Magnesium
- *Erbsen:* enthalten Eisen, Kalium, Kupfer, Eiweiß und B-Vitamine für starke Nerven
- *Sauerkraut:* enthält Vitamin C, Milchsäure sowie Ballaststoffe für einen gesunden Darm

Obst

- *Äpfel:* enthalten Kalium, Pektin und Pflanzenschutzstoffe
- *Zitrusfrüchte:* enthalten Vitamin C und Bioflavonoide für ein starkes Immunsystem
- *Beerenfrüchte:* enthalten Vitamin C, Karotinoide, Eisen und Pektin
- *Kirschen:* enthalten Vitamine, Mineral- und Pflanzenschutzstoffe
- *Bananen:* enthalten Stärke, Kalium, Magnesium und B-Vitamine; nach wie vor die Superzwischenmahlzeit für Job und Sport schlechthin

Fleisch und Fisch

- *Hähnchen- und Putenbrust:* enthalten viel Eiweiß und wenig Fett; reich an Mineralstoffen und B-Vitaminen
- *Hering und Makrele:* enthalten Vitamin D, Omega-3-Fettsäuren, Selen, Zink und Jod

Körner und Kerne

- *Hafer:* enthält Eiweiß, Vitamin E, Magnesium, Zink und cholesterinsenkende Ballaststoffe
- *Roggen:* enthält B-Vitamine, Ballaststoffe und Pflanzenschutzstoffe gegen Darmkrebs
- *Weizen:* enthält B-Vitamine, Magnesium und Ballaststoffe
- *Amaranth:* enthält Mineralstoffe, Eiweiß und Eisen
- *Sesam:* enthält Kalzium, Eisen, Eiweiß, Magnesium und Zink

Milchprodukte

- *Naturjoghurt:* enthält Kalzium, Eiweiß und Milchsäurebakterien, die den Darm gesund erhalten
- *Buttermilch:* enthält Kalzium, Eiweiß und Milchsäure und ist dabei ausgesprochen fettarm
- *Magerquark:* weist ein optimales Protein-Fett-Verhältnis auf

Die Bausteine gesunder Ernährung

- **Kohlenhydrate und Fette** Aus diesen beiden Substanzen gewinnt der Körper hauptsächlich die Energie für die Aufrechterhaltung aller Stoffwechselfunktionen und seiner Arbeitsleistungen.
- **Eiweiß bzw. Protein** Dieser Stoff wird ebenfalls zur Energiegewinnung herangezogen, erfüllt aber hauptsächlich andere Aufgaben: Er fungiert als Bausubstanz für Zellen, Enzyme und bestimmte Hormone. Als Hauptbestandteil der Muskeln formt Eiweiß unseren Körper.
- **Mineralstoffe** Sie gehören ebenfalls zu den Körperbausteinen. Ohne Kalzium (Hauptquelle: Milchprodukte) kann z. B. keine Knochensubstanz gebildet werden. Magnesium ist ein Hochleistungselement im Stoffwechsel und aktiviert über 300 Enzyme.
- **Vitamine und Spurenelemente** Sie steuern in vielfältiger Weise den Stoffwechsel und sind Schutzstoffe für den Körper. Die wichtigsten: Beta-Karotin (eine Vorstufe von Vitamin A), Vitamin C und E sowie die Spurenelemente Selen und Zink. Die B-Vitamine sind als Koenzymbestandteile an wichtigen Stoffwechselvorgängen beteiligt.
- **Ballaststoffe** Diese unverdaulichen Nahrungsbestandteile spielen eine große Rolle für Hunger und Sättigung. Sie regen die Darmtätigkeit an, sorgen also für eine gesunde Verdauung. Im Zucker- und Fettstoffwechsel haben sie wichtige regulierende Funktionen.
- **Wasser** Das so häufig unterschätzte Nass ist Hauptbestandteil des Körpers und somit unverzichtbares Bauelement. Wasser ist aber auch Medium für den Stofftransport in der Blutflüssigkeit. Außerdem ist es das wichtigste Instrument für die Wärmeregulierung – beim Schwitzen spürt man das mit am deutlichsten.
Genügend Flüssigkeit ist unabdingbare Voraussetzung für gesunde Körperfunktionen insgesamt.

- *Bergkäse:* enthält Kalzium, Zink, B-Vitamine und Eiweiß

Getränke

- *Grüner/schwarzer Tee:* enthalten Pflanzenstoffe, die vor Herz-Kreislauf-Problemen und Krebserkrankungen schützen
- *Mineralwasser:* enthält Mineralstoffe und Spurenelemente (magnesium- und hydrogenkarbonatreiches bevorzugen)
- *Orangensaft:* enthält Vitamin C und Bioflavonoide
- *Rotwein:* enthält Pflanzenstoffe, die vor Herz-Kreislauf-Erkrankungen schützen (aber nur in Maßen trinken!)

Das Ernährungstagebuch

Ein Tagebuch ist bestens als Hilfsmittel für die Ernährungsumstellung geeignet. Notieren Sie alles, was Sie essen und trinken sowie den Zeitpunkt und eventuell Essanlässe und Stimmungen. Führen Sie solch ein Tagebuch für etwa ein bis zwei Wochen. So lernen Sie Ihre Vorlieben und Schwächen kennen und beginnen automatisch, bewusster zu essen. Sie können außerdem erfahren, was der Auslöser für unkontrolliertes Futtern sein könnte. Vergleichen Sie Ihre Eintragungen mit der Lebensmittelhitliste auf Seite 86ff. Mit einem sorgfältig geführten Essprotokoll können Sie auch anhand der FIT FOR FUN-Fetttabelle auf Seite 61ff. überprüfen, wo Ihre persönlichen Fettfallen liegen.

So führen Sie Ihre Essprotokolle

Nehmen Sie für jeden Tag ein Blatt Papier, und teilen Sie es in folgende Rubriken ein: Tagesmahlzeit/Lebensmittel/verzehrte Menge/Essanlass, Stimmung. Sie könnten z. B. eintragen: Frühstück/Brötchen, Butter, Honig, schwarzer Kaffee/1 Stück, 1 Teelöffel, 1 Teelöffel, 2 Tassen/Kein Appetit, Hektik. Wichtig: Beschreiben Sie die Lebensmittel so genau wie möglich, z. B. Kaffee schwarz oder mit Milch und Zucker, Vollkornbrot, Käse oder Joghurt mit Angabe der Fettprozente. Sie lernen auch etwas über die verzehrten Lebensmittel, wenn Sie sich die Packungen genauer anschauen. Bei den Mengenangaben genügt Stück, Scheibe, Teller, Tasse, Tee-, Esslöffel etc.

Die wichtigsten Portionsgrößen

Nahrungsmittel	**1 Portion**
• Kartoffeln	250 g
• Gemüse, Pilze	200 g
• Milch	200 g
• Obst	150 g
• Joghurt, Süßspeisen	150 g
• Konserven, Suppen	150 g
• Fisch, Geflügel, Fleisch	100 g
• Sprossen, Hülsenfrüchte	75 g
• Nudeln	60 g
• Eier	60 g
• Brot, Gebäck, Mehl, Körner, Flocken	50 g
• Quark	50 g
• Krabben, Kaviar	50 g
• Trockenfrüchte	35 g
• Nüsse, Kekse	30 g
• Sahne, Käse, Wurst	30 g
• Brotaufstriche, Süßwaren	20 g
• Keime, Kleie	15 g
• Fette, Öle, frische Kräuter	10 g

Maßeinheit	**Gewicht**
• 1 Esslöffel Öl, Butter, Margarine	10 g
• 1 Teelöffel Öl, Butter, Margarine	4 g
• 1 Würfel Kokosfett	25 g
• 1 Esslöffel flüssige Sahne	15 g
• 1 Esslöffel geschlagene Sahne	20 g
• 1 Scheibe Käse	30 g
• 1 Scheibe Wurst	20–25 g

Hauptsache Essen

Achten Sie darauf, ob Sie über den Tag verteilt richtig essen und trinken. Und noch ein wichtiger Ratschlag: Essen Sie niemals nebenbei! Lenken Sie sich während des Essens nicht ab, z. B. durch Fernsehen oder Zeitunglesen. Oft merken Sie dann gar nicht, dass Sie schon satt sind. Gewöhnen Sie sich an ein festes Essritual. Setzen Sie sich zum Essen hin, und nehmen Sie sich Zeit dafür. Was im Stehen gegessen wird, registriert man oft gar nicht als richtige Nahrungsaufnahme. Ein wirkungsvoller Trick: Schauen Sie sich jeden Bissen gut an, bevor Sie ihn im Mund verschwinden lassen.

Move your body

Eine wichtige Säule des FIT FOR FUN-Schlankheitsprogramms ist das deutliche Ankurbeln der körperlichen Aktivität. Gesünder essen und bewusst bewegen lässt sich im Alltag gut miteinander kombinieren. Erledigen Sie z. B. Ihre Einkäufe mit dem Rad, oder gehen Sie abends zu Fuß zum Lieblingsitaliener, statt mit dem Auto zu fahren. Und last but not least kostet auch Küchenarbeit Energie. Andererseits sollte der Arbeitsaufwand beim Kochen nicht derart hoch sein, dass keine Zeit mehr für Ihr Fitnessprogramm bleibt.

Sich bewegen bringt Segen

Ist der gesamte Organismus gut trainiert, kann er mehr Fett verheizen und schaltet erst bei einer viel höheren Auslastung (etwa bei 75 Prozent) auf Kohlenhydrate um. Nebeneffekt eines durchtrainierten Körpers: Er verbrät schon beträchtliche Mengen der ungeliebten Materie nur beim Treppensteigen, schnellen Gehen, Einkaufen, Rasenmähen etc. Damit nicht genug der Vorteile: Mehr Fitness erhalten Sie sozusagen noch als Zugabe. Ausdauertraining schützt Sie nämlich vor Herz-Kreislauf-Erkrankungen und hilft dem Organismus, den HDL-Cholesterinwert zu steigern. Das »gute« HDL-2-Cholesterin, das Ablagerungen an den Arterienwänden wieder abbaut, kann nur mit Hilfe von sportlichem Training vermehrt gebildet werden. Außerdem stärkt ein leichtes Ausdauertraining die körpereigenen Abwehrkräfte.

Sport muss vor allem Spaß machen

Wir empfehlen als fettverbrennende Sportaktivitäten für Einsteiger Radfahren, Laufen und Schwimmen. Sehr kreislauf- und gelenkschonend ist auch Walken. Denn schon zügiges Gehen über die richtige Distanz hilft dem Fettstoffwechsel auf die Sprünge. Setzen Sie sich folgendes Ziel: 30 bis 40 Minuten mindestens dreimal in der Woche. Aber am Anfang langsam angehen lassen! Und bedenken Sie: Auch wenn es noch so wenig ist, jede Bewegung ist besser als keine. Spaziergänge am Strand, Federballspielen und alles, was Ihnen Spaß machen könnte, bringt ebenfalls wertvolle Punkte auf Ihrer Kalorienbilanz!

Figurfalle »Ich rauche nicht mehr«

»Seit ich nicht mehr rauche, habe ich mindestens drei Kilo mehr auf den Rippen« – haben Sie diese leidvolle Erfahrung auch schon gemacht? Tatsächlich scheint es einen Zusammenhang zwischen dem täglichen Nikotinkonsum und der Entwicklung des Gewichts zu geben: Zum einen beeinflusst Nikotin die Produktion körpereigener Hormone, erhöht die Herzfrequenz und regt deswegen insgesamt den Energieumsatz an. Zum anderen wird durch das Rauchen häufig das natürliche Hungergefühl unterdrückt, der Appetit wird herabgesetzt, und oft wird auch aus Zeitmangel – gerade am Arbeitsplatz – die Zigarette einer kleinen Zwischenmahlzeit vorgezogen. Wenn der dann wegfällt, kommt bei vielen einiges zusammen: Der Energieumsatz (also auch der Energiebedarf) sinkt – nach bisherigen Forschungsergebnissen um etwa 200 Kilokalorien pro Tag. Das sorgt für die Zunahme in der ersten Zeit.

Nasch- statt Nikotinsucht?

Weitere Gründe für ein Aufwärts auf der Waage: Der Geschmackssinn wird nicht mehr durch den Qualm betäubt. Die wiedergewonnenen Sinnesfähigkeiten sind zwar begrüßenswert, können aber dazu führen, dass man mehr Appetit entwickelt. Und in der »rauchfreien« Zeit landet schnell mal Naschwerk im Mund. Denn schließlich will der Geschmackssinn beschäftigt sein, und auch die Psyche besteht darauf, dass der Verlust des Nikotingenusses ausgeglichen wird. Wer jetzt nicht aufpasst, bekommt zu den stoffwechselbedingten »Pflichtkilos« leicht noch vier, fünf mehr dazu.

Rauch statt Bauch?

Einige Kilogramm mehr an Körpergewicht sind dennoch wesentlich weniger schädlich als Rauchen. Denn die Langzeitschäden des Nikotingenusses sind hinlänglich erforscht und heute nicht mehr von der Hand zu weisen.

Kommen Sie bloß nicht vom Regen in die Traufe!

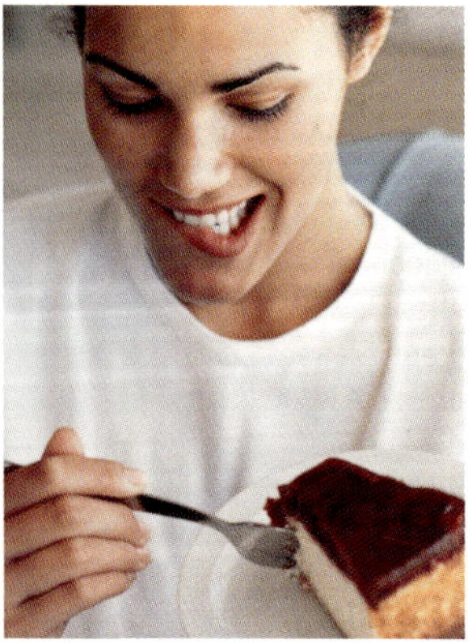

Hinzu kommt noch: Wer dem Nikotingenuss frönt, kommt auch leichter außer Puste. Viel günstiger ist es also, mit der letzten Zigarette auch gleich der Gewichtsfalle ein Schnippchen zu schlagen.

Achten Sie ab sofort auf versteckte Nahrungsfette, denn wenn Sie täglich nur zwei Esslöffel Fett einsparen, haben Sie die 200 Kilokalorien, die Sie jetzt weniger benötigen, bereits ausgeglichen. »Fettnäpfchen« sind z. B. Wurst, Würstchen, Bratwurst, viele Sorten Käse, Pommes frites, Chips, Nuss-Nougat-Creme, Sahne, viele Eissorten, Nüsse, Schokolade und anderes schokohaltiges Naschwerk.

Neue Rituale erfinden

- Wenn Sie abends gerne Wein oder andere alkoholhaltige Getränke zu sich nehmen, beobachten Sie vielleicht, dass Sie ohne Tabak automatisch weniger trinken. Es kann aber auch sein, dass bei einem Glas Wein die Lust auf einen Glimmstängel besonders stark ist. Entkoppeln Sie für sich das Rauchen und Trinken. Konzentrieren Sie sich z. B. auf Ihren Wein, schmecken Sie ihn ganz bewusst und intensiv. Trinken Sie immer die gleiche Menge Wasser dazu. So verhindern Sie, dass Sie mit Alkohol kompensieren.

- Entkoppeln sollten Sie natürlich auch andere Gewohnheitspaare wie Rauchen und Geselligkeit oder Rauchen und der Abschluss eines Essens oder Rauchen und Fernsehen. Schaffen Sie für sich bewusst die Erfahrung, dass das eine auch ohne das andere geht und es sich vielleicht »ohne« neu und intensiver erleben lässt.
- Beugen Sie Heißhunger vor: Nehmen Sie sich Traubenzucker mit ins Büro. Nach britischen Forschungen sollen Entzugserscheinungen bereits durch zwölf Gramm Traubenzucker gelindert werden. Das wären 48 Kilokalorien, also weit weniger als ein Schokoriegel. Nehmen Sie sich Zeit für Ihre Mahlzeiten, genießen Sie bewusst jeden Bissen. Durch mehr Vollkornprodukte bleibt der Blutzuckerspiegel länger konstant.
- Appetit auf Pizza oder Eis? Gönnen Sie sich das Vergnügen. Ersetzen Sie dafür eine andere Mahlzeit durch einen Salat oder eine leichte Suppe, und Ihre Energiebilanz stimmt wieder.

Die wiedergewonnene Puste genießen

Sicher sind Sie gespannt, ob Ihre Sauerstoffreserven sich schon gebessert haben. Ihre erhöhte Belastbarkeit ist die beste Motivation für das weitere Durchhalten. Also rein in die Turnschuhe oder rauf aufs Fahrrad! Das kurbelt den Stoffwechsel an und sorgt für eine gute Durchblutung. Ein kritischer Blick in den Spiegel wird es Ihnen bestätigen. Wenn gar nichts mehr geht, der Appetit größer wird und die Nerven ohne Nikotin blank liegen, sollten Sie auf Entspannung setzen. Ob Yoga, autogenes Training oder spezielle Muskelentspannung – auf jeden Fall ist ein Kurs unter professioneller Leitung das Beste. Hierbei lernen Sie, Ihr Verhalten selbst zu kontrollieren. Oft bieten Krankenkassen solche Aktivitäten an. Alles in allem sollte es Ihnen jedoch nicht schwer fallen, Ihr altes Gewicht wiederzuerlangen, wenn Sie rechtzeitig die Weichen stellen und darauf achten, die Lust auf Rauchen nicht durch Naschen zu kompensieren. Es sind schließlich nur 200 Kilokalorien, die Sie zu Beginn einsparen sollten.

Figurfalle Schwangerschaft und Baby

Viele Frauen kennen es: Das Baby ist da, aber der Bauch bleibt. Was tun, um endlich wieder aus den Schwangerschaftsklamotten auszusteigen? Optimal ist es, schon während der Schwangerschaft auf eine ausgewogene, kohlenhydrat- und vitaminreiche Kost zu achten – und auch auf die Energiemenge. Doch das ist manchmal leichter gesagt als getan: Sind die ersten Schwangerschaftsmonate mit der Übelkeit vorbei, kommt plötzlich der Appetit doppelt zurück. Und statt der babybedingten 10 bis 15 Kilogramm Gewichtszunahme, die sein dürfen, werden es oft 20 und noch mehr. Schließlich sollte eine werdende Mutter nicht hungern!
Aber auch eine überdurchschnittliche Zunahme ist kein Grund zum Verzweifeln. Sie sollten sich nicht mit einem strengen Diätplan herumschlagen, denn gegen die Heißhungerphasen sind Sie nahezu machtlos. Quälen Sie sich also auf keinen Fall mit Selbstvorwürfen wegen Ihrer vermeintlich mangelhaften Disziplin.

Die Massage macht's

Aber Sie können trotzdem etwas tun: Gleich zu Anfang der Schwangerschaft sorgen tägliche Bürstenmassagen der Beine, der Oberschenkel und vor allem des Bauchs für eine optimale Hautdurchblutung. Anschließendes Duschen – warm und kalt im Wechsel – und tägliches Massieren der Haut mit einem Vitamin-E-haltigen Spezialöl halten das Gewebe elastisch und verhindern die Bildung von Schwangerschaftsstreifen.

Zurück zur alten Form

Ist das Baby geboren, muss die Bauchmuskulatur wieder in Form gebracht werden. Dafür sind gezielte Gymnastikübungen nötig, mit denen Sie am besten gleich nach der Geburt beginnen sollten. Tipps und Anleitungen dazu finden Sie ab Seite 9.
In der Stillzeit brauchen Sie als Mutter eine ganze Menge zusätzlicher Energie, bis zu 650 Kilokalorien täglich. Wenn ein kleiner Teil davon aus Ihren Fettreserven kommt, schadet das nichts. Eine regelrechte Diät sollten Sie aber nicht machen, denn wenn Ihre Fettdepots schmelzen, werden gleichzeitig fettlösli-

che Schadstoffe frei – und die gehen in die Muttermilch über. Da Sie jetzt einen hohen Kalziumbedarf haben, sind Milchprodukte ideal. Wählen Sie am besten Joghurt, Dickmilch und Milch, vermeiden Sie aber fettreiche Käsesorten. Auch sind hochwertige Vollkornprodukte, frisches Obst und Gemüse besonders wichtig.
Vorsicht jedoch bei Zitrusfrüchten, rohem Kohl, Zwiebeln und Knoblauch: Säuernde und blähende Stoffe können in die Muttermilch übergehen. Empfindliche Babys reagieren dann mit wundem Po oder Blähungen.
Da Sie viel Flüssigkeit benötigen, ist sehr reichliches Trinken angesagt: am besten Kräutertees oder auch Milchmixgetränke, beispielsweise mit Banane, Blaubeeren oder auch mal mit einer Kugel Eis.

Die Babykrise überwinden
Früher oder später bekommt jede frischgebackene Mutter – vor allem, wenn sie ganztags mit dem Baby allein ist – eine Frustphase. Es fehlt der Kontakt nach außen, die Nächte sind zu kurz und die Tage zu lang, und auch die kleinste Aktion wird plötzlich zu viel. Wer sich in dieser Situation aufs Sofa setzt, sich mit Schokolade tröstet und dazu nur noch fetthaltige Fertiggerichte auf den Tisch stellt, wird sich natürlich schnell ein gehöriges Fettpolster zulegen.

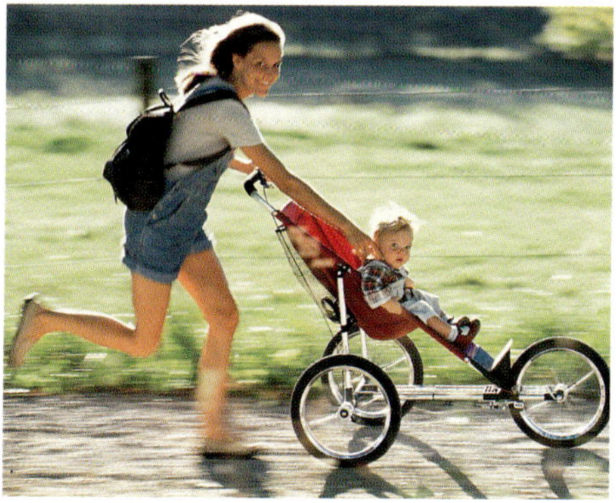

Aktiv auch mit Kind? Mit der richtigen Ausrüstung wie dem Baby Jogger kein großes Problem!

Also, auch wenn es schwer fällt: Raffen Sie sich auf, gehen Sie aus dem Haus. Schon ein langer Spaziergang mit dem Kinderwagen regt den Stoffwechsel gehörig an. Kochen Sie große Portionen, z. B. Gemüseeintopf mit Möhren, Brokkoli, Sellerie, Porree, Erbsen oder Bohnen, und frieren Sie diese portionsweise ein. Das Gleiche gilt für Saucen: So können Sie beispielsweise eine fettarme Tomatensauce in größeren Mengen kochen und dann portionsweise einfrieren. Mit frischen Kräutern und Vollkornnudeln kombiniert, steht dann jederzeit im Nu eine köstliche und vollwertige Mahlzeit auf dem Tisch. Wenn Sie einmal gar nicht kochen mögen: Stellen Sie viel frisches Obst, Joghurt, Quark und Brot als Snack griffbereit.

Gemeinsam sind Sie stark
Vereinbaren Sie Treffs mit anderen Müttern. Vielleicht planen Sie mal ein gemeinsames Essen, zu dem jeder etwas mitbringt. Oder Sie besuchen zusammen mit den Kindern ein Fitnessstudio und wechseln sich mit der Kinderbetreuung ab. Und nicht zuletzt: Gönnen Sie sich mindestens einmal pro Woche ein paar kinderfreie Stunden, in denen Sie sich aufs Fahrrad setzen, schwimmen gehen oder Tennis spielen: Je mehr Sie in Bewegung kommen, umso besser fühlen Sie sich auch.

Figurfalle Bewegungsmangel

Genießen Sie Sport nur im Fernsehen? Üben Sie eine überwiegend sitzende Tätigkeit aus? Oder liegen Sie gern stundenlang mit einem Buch in der Hängematte? Dann ist es kein Wunder, wenn sich mit der Zeit ein paar Pölsterchen auf Ihren Hüften bilden. Die Gefahr besteht umso mehr, wenn Sie einen aktiveren Lebensstil plötzlich aufgeben. Beispielsweise weil Sie mit einem Bürojob beginnen oder an Ihrer Diplom- bzw. Doktorarbeit etc. sitzen müssen.
Ebenso ergeht es vielen Frauen, die nach der Babypause wieder arbeiten. Statt sich wie bisher um Haushalt und Kinder zu kümmern, sitzen sie jetzt mehrere Stunden täglich an einem Schreibtisch. Vielleicht hindert Sie auch eine Verletzung daran, Ihren früheren sportlichen Aktivitäten nachzugehen.

Nicht auf den Pfunden sitzen bleiben

In all diesen Fällen ist es ganz normal, wenn Sie ein paar Pfunde zulegen. Die Energie, die Sie früher durch Aktivitäten verbraucht haben, können Sie jetzt schließlich als Fettreserve speichern, wenn Sie so wie früher weiter essen. Wer das vermeiden will, muss sich ein wenig auf die neue Situation einstellen.

Achten Sie verstärkt auf eine ausgewogene Ernährung. Gewöhnen Sie sich bloß nicht an die Bratwurst in der Mittagspause und an die Kekstüte auf dem Schreibtisch. Damit fängt oft das ununterbrochene Naschen an. Und Zeitmangel darf nicht das Argument für eine vernachlässigte Ernährung sein – schließlich müssen Sie ja auch nach der Mittagspause noch Höchstleistungen erbringen. Versuchen Sie, auch wenn es morgens eine halbe Stunde Zeit kostet, in Ruhe zu frühstücken. Sonst hecheln Sie den ganzen Tag einem ungestillten Hungergefühl hinterher und schlagen abends umso mehr zu. Wenn Sie Brot oder Brötchen mögen, bevorzugen Sie Vollkornprodukte mit einem hohen Sättigungswert. Wählen Sie magere Wurst- oder Käsesorten. Oder bereiten Sie sich ein Müsli mit Obst, Joghurt und Getreideflocken zu. Damit bekommen Sie eine Extraportion Vitamine, und zusätzlich wird die – durch eine sitzende Tätigkeit oft arg behinderte – Verdauung angeregt.

Gesundes am Schreibtisch

Versorgen Sie sich am Schreibtisch mit Obst, rohem Gemüse oder Joghurt. Damit haben Sie eine leichte Zwischenmahlzeit parat. Sie naschen gerne? Dann dürfen es auch ein paar Trockenfrüchte sein. Auf jeden Fall sollten Sie sich ausreichend zu trinken besorgen, am besten Mineralwasser. Wenn Sie in die Kantine gehen, bevorzugen Sie leichte Salate mit Essig-Öl-Dressing. Oder weichen Sie auf Quarkspeisen aus. Natürlich dürfen Sie auch mal einen Eintopf oder eine Bockwurst essen – dann genehmigen Sie sich abends zum Ausgleich eben eine leichte Salatmahlzeit.

Auf Touren kommen

Versuchen Sie, so viel Bewegung wie möglich in Ihren Tagesablauf einzubauen. Egal, ob Sie mit dem Fahrrad ins Büro fahren,

zwischendurch die Treppen nehmen oder nach Feierabend einfach mal zu Ihrer Lieblings-CD tanzen, jede Aktivität kostet Energie. Zehn Minuten Treppensteigen oder 20 Minuten Tanzen kosten 100 Kilokalorien; so viel, wie ein halbes Stück Apfelkuchen beinhaltet.
Wie immer gilt natürlich: In Kombination mit Sport erzielen Sie die besten Effekte. Laufen, Radfahren, Schwimmen oder eine Stunde ins Fitnessstudio gehen – suchen Sie sich etwas aus, das Ihnen auch längerfristig Spaß macht. Denn erst regelmäßige Bewegung lässt Muskeln wachsen. Und im Muskelgewebe wird die meiste Energie umgesetzt. Sie haben also den doppelten Abnehmeffekt.

Kein Sport mehr? Ernährung anpassen!

Wer aktiver Sportler war und plötzlich – vielleicht durch einen Unfall – »stillgelegt« wird, nimmt relativ schnell zu, weil sich die Muskelmasse verringert. Entsprechend muss also auch die Energiezufuhr heruntergefahren werden. Auch hier gilt: hochwertige Vollkornprodukte, viel frisches Obst, Gemüse, magere Fleisch- und Fischsorten bevorzugen. Wer im Krankenhaus liegt, hat da manchmal wirklich ein Problem. Gerade die Klinikküchen sind oft recht unflexibel. Da hilft nur immer wieder nachfragen und statt des Kartoffelbreis mit Frikadelle zwei Salatportionen bestellen. Oder sich von Angehörigen und Freunden gut versorgen lassen. Auf jeden Fall sollten Sie sich auch in diesem Fall, so wie es irgend geht, bewegen. Lassen Sie sich von einem Krankengymnasten beraten, welche Bewegungen für Sie günstig sind.

So halten Sie sicher durch

Der Anfang einer Diät ist leicht. Man nimmt ab, erzielt schnell einige Erfolgserlebnisse, die Pfunde purzeln. Doch irgendwann kommt es unweigerlich zu einer Stagnation. Man hat das Gefühl, dass nichts mehr geht. Möglicherweise ist dies der Fall, wenn z. B. die Muskelmasse zugenommen hat. Dann kommt es auf der Waage zu einem Stillstand oder sogar wieder zu einer leichten Zunahme. Dahinter könnte ein durchaus positiver

Effekt stecken: Es wurde Fett abgebaut und durch Muskeln ersetzt. Da letztere schwerer sind, kann das Gesamtkörpergewicht zunehmen.

Nur Geduld!

Lassen Sie sich durch einen solchen vermeintlichen »Rückschlag« nicht entmutigen. Halten Sie sich immer vor Augen, wie Sie zugenommen haben: über Jahre oder zumindest Monate hinweg. Sicher haben Sie auch nicht alle zwei Wochen ein Kilogramm zusätzlich verbuchen müssen. Es ging aufwärts, stagnierte, während eines Urlaubs oder durch eine Erkrankung nahmen Sie wieder ein wenig ab. Dann ging es wieder ein bisschen aufwärts – so lange, bis Sie für sich feststellten: So kann es nicht weitergehen.

Den Schalter umlegen

Das Einzige, was Sie ab jetzt zu tun haben, ist den Prozess umzukehren. Also eine weitere Zunahme zu verhindern und langsam, aber sicher zur alten Form zurückzukehren. Statt eines Plus muss ein Minus vor die künftige Gewichtsentwicklung gesetzt werden. Und es darf ruhig ein oder zwei Jahre dauern, bis Sie Ihr Wunschgewicht erreicht haben. Nicht 10 oder 20 Kilogramm sind Ihr Ziel, sondern immer das nächste Pfund. Und das ist doch lächerlich einfach, oder?

Essen – Lust und Last

Abstinenz geht beim Essen nicht. Schließlich müssen wir uns ernähren, um weiter zu leben. Das macht die Sache für den »Overeater«, wie die Amerikaner sagen, also den »Überesser«, schwierig: Er muss lernen, mit dem Essen klarzukommen. Er kann sich nicht vollständig davon distanzieren. Das ist etwa vergleichbar mit der Anforderung an einen Kettenraucher, den Schritt zum Genussraucher zu schaffen. Das mag für eine Weile gut gehen, doch bei der nächsten belastenden Situtation werden sehr leicht aus den fünf Genusszigaretten am Tag wieder ein, zwei Schachteln.

Kohldampf unter Kontrolle

Ähnlich schwierig ist die Situation bei der Ernährungsumstellung. Es geht darum, ein neues Essverhalten zu erlernen und dies in Fleisch und Blut übergehen zu lassen. Allzu verlockend ist es, bei irgendwelchen Störungen wieder in den gewohnten Trott zurückzufallen. Also müssen Sie sich immer wieder motivieren, von alten lieb gewonnenen Lastern die Finger zu lassen.

Wer es schafft, ist ein Held

Verurteilen Sie sich nicht selbst, wenn Sie einmal eine schwache Phase haben. Machen Sie sich bewusst, wie außerordentlich anspruchsvoll Ihr Vorhaben ist und wie sehr Sie sich beglückwünschen dürfen, wenn Sie es in die Tat umsetzen.
Und nochmals: Ganz wichtig ist Geduld. Ohne sie geht es nicht. Der Trick heißt: Sie müssen den Schalter umlegen. Von einer langsamen, schleichenden Zunahme programmieren Sie Ihren Lebensstil Schritt für Schritt um auf eine langsame und schleichende (!) Abnahme. Genau das ist die Lösung.

New food, more sports

Da die Erfolgsquoten bei der dauerhaften Reduktion von Übergewicht im Allgemeinen recht niedrig sind, gibt es mittlerweile einige Studien und Publikationen, die sich mit solchen Menschen befassen, die es geschafft haben. Diese Personen wurden beobachtet, befragt, ihr Lebensstil wurde erfasst und katalogisiert, um anderen eine Hilfestellung zu geben.
Auch Sie können diese Gewinnerstrategien für sich nutzen. Allen ist gemein, dass sie langfristig ihre Ernährung umstellten und Sport in ihr Leben integrierten. Doch die Methoden, mit denen sie es geschafft haben, sind genauso individuell wie die Menschen selbst.

Gewinnerstrategien in Sachen Bewegung

Natürlich wissen Sie, dass Sport Ihnen gut tut. Doch Sie müssen sich immer wieder neu motivieren. Wenden Sie also konsequent einen oder mehrere der folgenden Tricks an, um sich selbst zu überlisten und wirklich bei der Stange zu bleiben.

1. Ich habe feste Termine für den Sport

Montagabend Tennis, Donnerstagmorgen Schwimmen. Nichts auf der Welt kann das ändern. Machen Sie diese Zeiten zum unantastbaren Heiligtum. Kein

Zahnarzt, kein Verschlafen, kein Fußballendspiel darf wichtiger sein. Wer seine Dates einmal schwänzt, kommt leicht in einen Schlendrian und lässt den nächsten Termin auch noch sausen. Verabreden Sie sich mit anderen, treten Sie in einen Verein ein, oder schließen Sie sich einer Gruppe an.

Vorteil Sie absolvieren zumindest ein Minimum an Aktivitäten. Denken Sie bei jeder Anstrengung an die Doppelstrategie: Was Sie jetzt verheizen, müssen Sie sich bei den Mahlzeiten nicht verkneifen.

2. Ich treibe nur Sport, wenn keiner zusieht

Ist es Ihnen peinlich, sich in ein Sportdress zu zwängen und den vermeintlich spöttischen Blicken Ihrer Mitmenschen zu begegnen? Für viele stark Übergewichtige ist diese Vorstellung ein Horror, und deshalb verzichten sie auf Sport, dem zweiten wichtigen Standbein des Figurerfolgs. Die Lösung: Sie treiben erstmal allein Sport. Laufen Sie in einem abgelegenen Waldstück (es muss ja nicht rund um die Alster oder quer durch den Englischen Garten sein). Verstecken Sie im Keller ein Ausdauerfitnessgerät, strampeln Sie, wenn keiner hinsieht. Alternative: sich nach Kursen für Mollige erkundigen.

Vorteil Die Pfunde schmelzen leichter, und Sie gewinnen ein positives Körperbewusstsein zurück.

3. Ich lese beim Laufen

Sie finden Laufen langweilig? Sie zählen die Schritte und können es gar nicht erwarten, den Rückweg anzutreten? Überlisten Sie Ihren Kopf. Musik vom Walkman ist dabei eine ganz schöne Sache, kann aber auch schnell langweilen. Wirklich beschäftigt ist Ihr Bewusstsein beim Lesen. Wie das geht? Viele Bücher sind als Audiokassette erhältlich.

Vorteil Sie sind wirklich intensiv abgelenkt und geraten früher oder später in einen Automatismus, der Sie wie von selbst laufen lässt.

4. Ich schaffe mir Zeit für Sport

Sind Sie auch so jemand, der immer sagt: Ach, ich würde ja so gern Sport treiben, aber ich habe einfach keine Zeit dazu? Leider gelogen: Denn wenn Sie es wirklich so gern würden, täten Sie es auch. Wir alle haben Dringendes zu erledigen. Checken Sie Ihre Prioritäten. Wenn Sie wirklich wollen, können Sie sicher auch gleich anfangen. Gehen Sie Ihre wöchentlichen Aktivitäten durch, und streichen Sie etwas zugunsten des Sports.

Vorteil Sie werden sich über Ihre wirklichen Ziele klar und schaffen es eher, endlich mit dem Sport zu starten.

5. Ich habe mein eigenes Fitnessstudio

Ist Ihnen die Zeit zu schade, vor dem Fitnessstudio einen Parkplatz zu suchen, möchten Sie nicht ständig feuchtes Sportzeug mit sich herumschleppen? Dann richten Sie sich doch Ihr eigenes Fitnessstudio ein. So viel Platz nehmen Stepper, Fahrradergometer oder Ellipsentrainer nun auch nicht ein. Und täglich eine Viertelstunde bringt schon eine ganze Menge.

Vorteil Sie sparen Zeit und können sich Ihre Trainingstermine besser selbst einteilen.

6. Ich laufe und sonst gar nichts

Viele fühlen sich überfordert, wenn sie sich ihre sportliche Zukunft vorstellen sollen: Skaten, Joggen, Schwimmen, Radfahren, und, und, und ... Halt! Eine Sportart genügt völlig, und zwar Laufen. Wenn Sie kein starkes Übergewicht haben, ist Laufen geradezu ideal, da es die gesamte Rumpfmuskulatur mittrainiert.

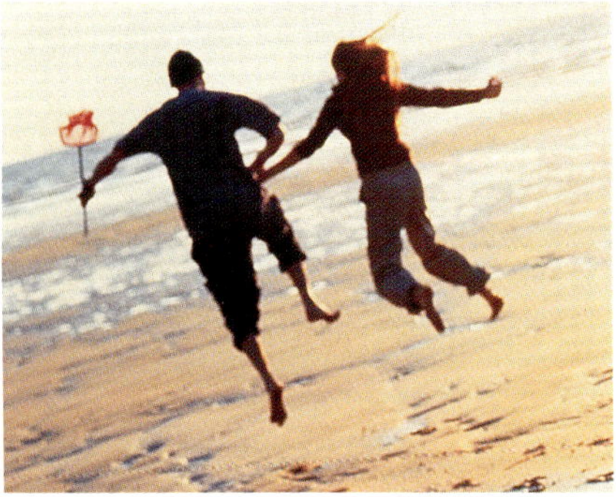

Los geht's! Mit den FIT FOR FUN-Tricks haben auch Couchpotatoes keine Ausreden mehr.

Beginnen Sie mit einem mäßigen Pensum, und stocken Sie immer ein bisschen auf. Walken ist natürlich genauso geeignet.

Vorteil Laufen (oder auch Walken) können Sie mit minimaler Ausrüstung (ein Paar gute Schuhe genügt – bei dieser Anschaffung sollten Sie allerdings nicht sparen), eigentlich immer und fast überall. Es ist die perfekte Ausdauersportart und ein effektiver Fatburner.

7. Tanzen bringt mich unmerklich auf Trab

Sobald Sie merken, dass Sie sich anstrengen müssen, haben Sie keine Lust mehr auf Sport; solange dies aber unmerklich geschieht, leisten Sie Erstaunliches? Wenn Sie zu dieser Sorte Mensch gehören, sollten Sie sich einfach selbst überlisten, um Sport zu treiben. Vielleicht ist dann Tanzen die Lösung für Sie. Das ist garantiert Bewegung mit großem Spaßfaktor!

Vorteil Die Bewegung macht Spaß, Sie lernen neue Leute kennen, die Musik motiviert zusätzlich, der Kalorienverbrauch ist je nach Tanzart nicht zu unterschätzen – und: Es fühlt sich nicht wie Sport an!

8. Ich tausche das Auto gegen das Fahrrad

Getreu nach dem Motto »Kleinvieh macht auch Mist« sollten Sie die scheinbar unscheinbaren Maßnahmen nicht vernachlässigen. Alle fünf Kilometer, die Sie in die Pedale treten, statt sich ins Auto zu setzen, verbrauchen Sie nämlich zusätzlich rund 145 Kilokalorien.

Vorteil Ihre Lebensweise wird insgesamt aktiver. Sie überdenken die üblichen Mechanismen. Zum Brötchenholen werden Sie z. B. nicht mehr automatisch ins Auto springen.

9. Ich spiele um Kalorien

Spiel- und Spaßsport wie Frisbee, Federball, Völkerball, Seilspringen oder mit den Kindern toben – das sind die Alternativen für Sportmuffel. Tun Sie's regelmäßig. Dann können Sie sich sogar die eine oder andere Sporteinheit schenken.

Vorteil Sie haben mehr Spaß am Kalorienverbrennen.

10. Ich kombiniere Sport mit Wellness

Strampeln auf dem Ergometer finden Sie superöde? Vielleicht überwinden Sie sich, wenn Sie sich hinterher zur Belohnung einen Saunagang oder eine schöne Massage gönnen. Kombinieren Sie »Unangenehmes« mit Angenehmem, um Ihre Motivation zu erhöhen und immer am Ball zu bleiben.

Vorteil Sie tun gleich in doppelter Hinsicht etwas für sich, denn auch Sauna und Wellness unterstützen Ihre Diät und helfen außerdem, einem Muskelkater vorzubeugen.

11. Ich nutze den Morgen

Für viele Menschen, die einen sehr vollgepackten Tagesablauf haben, ist der frühe Morgen die günstigste Zeit für das Training. Ist der Alltag erst einmal ins Rollen gekommen, hinkt man oft einer Verspätung hinterher und sieht kaum noch eine Möglichkeit, körperliche Aktivitäten einzubauen.

Vorteil Sie bringen den Stoffwechsel gleich morgens richtig auf Touren, so dass er den ganzen Tag über besser verbrennt. Zusätzlich sind Sie durch Ihr Trainingspensum wacher, fitter und gegen den Alltagsstress viel besser gewappnet. Und: Man kann morgens schon richtig stolz auf sich sein.

12. Ich bin ständig in Bewegung

Forscher haben herausgefunden, dass schlanke Menschen mehr Kalorien durch Alltagsbewegungen verbrennen. Das können Sie auch. Gewöhnen Sie sich folgende Aktionstricks an: Treppensteigen statt mit dem Fahrstuhl oder mit der Rolltreppe fahren, während des Telefonierens aufstehen, während der TV-Werbepause Blumen gießen oder Müll wegbringen, beim Sitzen auch mal bewusst die Muskeln anspannen, Hausarbeit schwungvoll und mit Musik erledigen.

Vorteil Sie trainieren Ihren trägen Stoffwechsel und dürfen sich täglich bis zu 200 abgearbeitete Kilokalorien gutschreiben.

13. Beim Sport gönne ich mir ein bisschen Luxus

Wer mit seiner ausgeleierten Jogginghose zum Aerobic aufläuft, wird sich garantiert unwohl fühlen. Es muss ja kein Stringtanga sein, aber gönnen Sie sich ein neues, gut sitzendes Sportdress für Ihr Training. Dasselbe gilt für die Location. Es darf ruhig ein etwas luxuriöseres Studio sein. Schließlich geben Sie das Geld für Ihre Gesundheit aus.

Vorteil Sport soll ein fester Lebensbestandteil werden. Wenn Sie sich dabei wohl fühlen, bleiben Sie auch eher bei der Stange.

Gewinnerstrategien in Sachen Ernährung

Prüfen Sie, welche der hier vorgeschlagenen Strategien Ihnen persönlich am meisten zusagen. Manchmal sind es ja gerade die kleinen Tricks, die große Veränderungen bewirken.

1. Ich sitze, wenn ich esse

Sie glauben, Sie essen nicht im Stehen? Dann überlegen Sie mal, was Sie sich beim Kochen so in den Mund schieben. Wie ist es mit einem schnellen Brötchen vom Bäcker oder dem Partysnack aus der Hand? Wer leicht den Überblick verliert über das, was er zu sich nimmt, sollte sich für die Nahrungsaufnahme ein festes Ritual einrichten: Beim Essen sitze ich grundsätzlich an einem Tisch, auf einem Stuhl, ich esse mit Messer und Gabel – und ich gönne mir dazu Ruhe.

Vorteil So sparen Sie ohne großen Aufwand überflüssige Kalorien, die Sie sonst nebenbei einfach vertilgen würden, ohne sie wirklich zu registrieren. Zudem ist auch schneller satt, wer ganz bewusst isst.

2. Danke, ich speise allein

Für viele, die Diät halten müssen, ist es eine Qual, mit der Familie oder dem Partner zusammen zu essen. Die anderen können zulangen, wie sie wollen, und nehmen nicht zu. Doch der/die Betroffene wird vom »Zuschauen« schon dicker. Die Lösung: allein essen, in einem anderen Raum oder zu einer anderen Zeit. Diese Strategie ist vor allem für den Beginn geeignet. Wenn die neuen Essgewohnheiten etwas mehr verinnerlicht sind, ist die Rückkehr an den Familientisch selbstverständlich wieder möglich.

Vorteil Die Verlockung, über die Maßen zu essen, wird minimiert. Die Konzentration auf das eigene Essen ist größer, Futterneid entfällt.

3. Nein, meine Suppe ess' ich nicht

Viele Erwachsene wurden als Kinder regelrecht dazu gezwungen, ihren Teller leer zu essen – mit der Langzeitfolge, dass sie praktisch nie aufhören können zu essen, wenn noch etwas auf dem Teller liegt – eine fatale Angewohnheit. Fahren Sie ab sofort die Umkehrstrategie: Sie essen niemals ganz auf. Sie lassen immer etwas auf Ihrem Teller liegen. Wetten, dass Ihre Eltern jetzt gar nicht mehr schimpfen?

Vorteil Es wird nicht so leicht über den Hunger gegessen, das Futtern »bis zum Platzen«, das häufig zu einem Diätrückfall führt, entfällt. Sie nehmen ganz automatisch deutlich weniger Nahrung zu sich.

4. Ich suche mir die notwendige Unterstützung

Ihr Partner ist ein dünner Hering, der essen kann, was er will? Dann müssen Sie ihn von der Dringlichkeit und der Schwierigkeit Ihres Vorhabens überzeugen. Denn er kann nur schwer nachvollziehen, wie Sie leiden. Bitten Sie ihn um Unterstützung. Sagen Sie ihm, dass Kommentare wie »Du immer mit deiner Diät« oder »Du schaffst das ja sowieso nie!« Sie frustrieren. Ebenso wenig bringt das Herummäkeln an kalorienreduzierter Kost etwas. Machen Sie Ihrem Partner klar, dass auch er am Ende durch einen schlankeren und zufriedeneren Menschen belohnt wird, wenn er Sie nach Kräften beim Abnehmen unterstützt und motiviert.

Vorteil Sie haben nicht das Gefühl, Ihre Abnehmpläne heimlich umsetzen zu müssen. Diät und Sport werden problemlos in den Alltag integriert. Die Anerkennung und Unterstützung Ihres Partners hilft Ihnen weiterzumachen.

5. Ich esse und sonst nichts

Kennen Sie das? Den ganzen Tag freut man sich auf das Essen als Genusshöhepunkt eines arbeitsreichen Tages. Aber wenn es so weit ist, wird vor dem Fernseher gegessen, neben dem Teller liegt ein Buch, und auch beim gemütlichen Sonntagsfrühstück kommt das weiche Ei niemals ohne Begleitung der Zeitung auf den Tisch. Kein Wunder, dass solche Mahlzeiten nicht befriedigen. Also: Essen Sie nur noch ohne Nebenbeschäftigung.

Vorteil Bewussteres Essen und Genießen in schöner, ruhiger Atmosphäre befriedigt auch Geist und Psyche und sorgt auf diese Weise wirklich für die ersehnte Entspannung.

6. Ich tue etwas viel Befriedigenderes als Essen

Bei den meisten Menschen mit Figurproblemen hat das Zuvielessen auch eine seelische Ursache: Es soll einen Mangel an anderem überdecken. Erkennen und hinterfragen Sie die Situationen, in denen Sie ohne Hunger etwas essen wollen. Versuchen Sie, sich das Gewünschte direkt zu verschaffen ohne den Umweg über Nahrung.

Vorteil Sie essen nur noch dann, wenn Sie physisch Hunger haben. Essen wird von anderen Bedürfnissen abgekoppelt.

7. Mein Partner schlemmt nicht vor mir

Merkwürdig, dass in derart vielen Beziehungen der eine essen kann, was er will, und der andere immer und ewig mit seiner Figur kämpft. Wenn das bei Ihnen auch so ist, bitten Sie Ihren Schatz, Sie tunlichst nicht in Versuchung zu führen. Er oder sie kann sich ja weiterhin an Currywürsten, Pizza oder Eisbechern gütlich tun – nur nicht, wenn Sie dabei sind. Bei den gemeinsamen Mahlzeiten wird dann nur Frisches und Leichtes aufgetischt.

Vorteil Beide essen gesünder. Sie kommen nicht so leicht in Versuchung, esstechnisch aus dem Rahmen zu fallen, und Ihre Lebensgefährtin/Ihr Lebensgefährte muss trotzdem nicht auf seine Lieblingsschleckereien verzichten.

8. Ich koche mir mein Essen selbst

Wer häufig ins Restaurant geht und sich mittags in der Kantine oder im Schnellimbiss versorgt, muss mit dem vorlieb nehmen, was er vorgesetzt bekommt. Dabei bleiben Genuss und gesunde Ernährung leider allzu leicht auf der Strecke. Kochen Sie daher doch mal wieder selbst. Beim Bummeln auf dem Markt, beim Schnippeln von knackigem Gemüse und beim Experimentieren mit neuen verlockenden Rezepten entsteht die Lust auf gesundes, abwechslungsreiches Essen mit viel Frischem ganz von selbst.

Vorteil Selbstgekochtes und -gebackenes befriedigt viel mehr. Was bei der Zubereitung Mühe gemacht hat, wird auch mit größerer Achtung und bewusster verzehrt. So fallen einige Kalorien ganz problemlos weg.

9. Ich esse keinen Zucker

Klingt ganz einfach, oder? Ist es auch, und wer sich konsequent daran hält, wird ohne weitere Einschränkungen nach und nach seine Pfunde verlieren. Zucker an sich macht zwar nicht dick, aber er ist in vielen dick machenden (weil fettreichen) Lebensmitteln wie Schokolade, Eis oder Sahnetorte enthalten. Außerdem ist man nach Süßem ganz schnell wieder hungrig.

Vorteil Sie sparen jede Menge Kalorien, schonen Ihre Zähne, und Ihre vielleicht arg abgestumpften Geschmacksknospen werden in Zukunft schon auf viel zartere Aromen ansprechen.

10. Ich genehmige mir mein Lieblingsessen

Jeder hat so ein Schmankerl, von dem er einfach nicht lassen kann. Das ist dasjenige Lebensmittel, wegen dem wir alle guten Vorsätze über Bord werfen, den Diäterfolg gefährden und uns auch vor anderen nicht schämen, es hemmungslos zu genießen. Was auch immer es bei Ihnen ist, ob ein bestimmter Schokoriegel, Räucherlachs, Spaghetti Carbonara oder Sachertorte: Genehmigen Sie sich ab und zu ein Stück oder eine Portion davon. Sonst wird das Verlangen übermächtig.

Vorteil Letztlich essen Sie weniger. Denn wenn Sie sich Ihren Liebling zwanghaft verbieten, fangen Sie an, alles mögliche drumherum zu essen, bis Sie schließlich doch schwach werden, weil die Ersatzbefriedigung nicht funktioniert.

11. Ich esse nur, wenn ich hungrig bin

Das klingt einfacher, als es ist. Denn dies ist die Essenz des maßvollen Essens. Diese Strategie setzt nämlich voraus, dass man seine Hunger-Sättigungs-Empfindungen registriert, die bei vielen Übergewichtigen verloren gegangen sind. Dennoch ist die Strategie ganz simpel: Bevor Sie etwas in den Mund stecken, sagen Sie ab sofort: »Stopp: Habe ich wirklich Hunger?« Essen Sie langsam, trinken Sie einen Schluck Wasser zwischendurch, und lassen Sie Ihrem Körper Zeit, um die Nahrungsaufnahme zu registrieren. Die positive Kehrseite der Medaille: Wenn Sie hungrig sind, dürfen Sie auch essen. Ihr Magen braucht nicht weiter zu knurren.

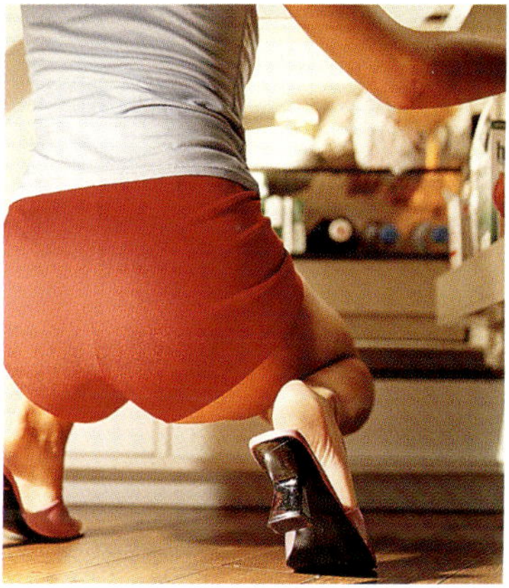

Widerstehen Sie der Versuchung! Wenn Sie die Tipps in Sachen Ernährung beherzigen, sind Sie vor Überfällen auf den Kühlschrank eigentlich gefeit.

Vorteil Unbewusst und nebenbei verschlungene Nahrung und die ewigen Zwischendurchnaschereien, beispielsweise aus Langeweile oder Nervosität, belasten nicht länger das Kalorienkonto. Langfristig kann auf diese Weise ein natürliches, unverkrampftes Essverhalten wiedergewonnen werden.

12. Ich trainiere meine Geschmacksknospen

Sind Sie ein Fan von Fastfood und Fertigprodukten? Brauchen Sie es immer süßer, immer salziger und außerdem immer mehr, um befriedigende Geschmackserlebnisse zu empfinden? Machen Sie damit endlich Schluss, und schwenken Sie um auf würzige Entdeckungen der internationalen Küche, um Ihre durch den Einheitsbrei abgestumpften Sinne wiederzuerwecken. Probieren Sie asiatische Wok- und Reisgerichte, indische Currys oder köstliche Salatvariationen mit 1001 Dressing.

Ihr neues Motto sollte lauten: lieber weniger, aber dafür in Topqualität!

Vorteil Das, was Sie essen, befriedigt sowohl Ihre Sinne (durch neue Geschmackserlebnisse) als auch Ihren Körper (der erhält all die Nährstoffe, die er braucht).

13. Ich esse niemals nach 21 Uhr

Sehr einfach, aber wirkungsvoll: Schließen Sie Ihre Küche konsequent um 20.45 Uhr nach dem letzten Snack. Danach gibt es nichts mehr, auch nicht aus der Tüte oder Packung oder dem kalten Topf. Wenn Sie auswärts essen gehen wollen, tun Sie das früher. Es ist zwar per se nicht dramatisch, nach 21 Uhr zu essen. Doch das ist die Zeit, in der am meisten genascht wird. Und so ziehen Sie einfach eine zeitliche Grenze.
Zu Ihrem Trost: In der Stabilisierungsphase (wenn Sie also Ihr neues Gewicht nur weiterhin halten wollen) können Sie das Zeitlimit wieder etwas nach hinten verschieben.
Vorteil Couchpotatoes, die sich daran halten, sparen garantiert täglich 400 Kilokalorien und mehr. Der Körper wird nicht rund um die Uhr durch Verdauungsarbeit beansprucht.

14. Nach dem Essen putze ich mir die Zähne

Was hat denn das bitte mit Übergewicht zu tun?! Sehr viel: Durch das Ritual des Zähneputzens ziehen Sie nach jeder Mahlzeit einen Schlussstrich. Erstens ändert sich der Geschmack im Mund. Zweitens hindert das Frischegefühl einen daran, jetzt noch Süßigkeiten hinterherzuschieben und kein Ende beim Futtern zu finden.
Vorteil Das Ende der Mahlzeit ist klar definiert, Sie sparen unter dem Strich überflüssige Kalorien – und: Auch Ihr Zahnarzt wird begeistert sein!

15. Mein Schrank ist keine Diätfalle

Wer Süßigkeiten, Chips & Co. einkauft, isst sie auch – früher oder später. Bereinigen Sie Ihre Vorräte. Sollte der Heißhunger Sie überkommen, müssen Sie immerhin Ihr Sofa verlassen, um zur nächsten Tankstelle zu tapern. Vielleicht überlegen Sie sich das Ganze dann ja nochmal. Und wenn Sie die nächste halbe Stunde überstanden haben und nun merken, Sie brauchen diese Schokolade oder diese Chips gar nicht, dürfen Sie auch mächtig stolz auf sich sein, dass Sie nicht gleich dem erstbesten Impuls nachgegeben haben.
Vorteil Schokolade, die nicht da ist, kann bekanntermaßen auch nicht gegessen werden.

Über die Autorinnen

Heike Schönegge, lizensierte Fitnesstrainerin, ist seit 1993 Redakteurin im Sportressort von FIT FOR FUN und betreut die Bereiche Fitness, Aerobic und Workout.

Dörte Helberg ist als Journalistin auf gesunde Ernährung, Essen und Trinken spezialisiert. Seit 1995 ist sie verantwortlich für den Foodbereich bei FIT FOR FUN.

Hinweis

Das vorliegende Buch ist sorgfältig erarbeitet worden. Dennoch erfolgen alle Angaben ohne Gewähr. Weder Autorinnen noch Verlage können für eventuelle Nachteile oder Schäden, die aus den im Buch gegebenen praktischen Hinweisen resultieren, eine Haftung übernehmen.

Bildnachweis

Corbis Stock Market, Düsseldorf: 12 (Steve Prezant); Gettyimages, München: 52 (Stone, Rhydian Lewis), 92 (Stone, Peter Nicholson); Hatz Ingolf, München: 4, 17, 18, 19, 20, 21, 22, 23, 24, 25, 26, 27, 28, 29, 30, 31, 35, 36, 37, 38, 39, 51; Image Bank, München: 40, 79 (Romilly Lockyer), 102 (Peter Cade); Jump, Hamburg: 45 (Kristiane Vey); Premium, Düsseldorf: 95 (Stock Image); Zefa, Düsseldorf: 32 (Lenz), 109 (Ansgar)

Impressum

Der Südwest Verlag ist ein Unternehmen der Econ Ullstein List Verlag GmbH & Co. KG, München.

2. Auflage 2002

• Südwest Verlag

Projektleitung: Nicola von Otto
Redaktionsleitung:
Dr. med. Christiane Lentz
Produktion: Manfred Metzger (Leitung), Annette Aatz, Monika Köhler
Grafik: Veronika Moga
DTP-Produktion: Nicola von Otto, Dr. Alex Klubertanz

• FIT FOR FUN Verlag

Chefredakteur: Andreas Hallaschka
Verlagsleitung: Petra Linke
Titelgestaltung: Katja Kühl-Decker unter Verwendung eines Fotos von Kajetan Kandler
Grafiken: Jens Wehde

Druck und Bindung:
Druckerei Uhl, Radolfzell
Gedruckt auf chlor- und säurearmem Papier
ISBN 3-517-06561-7

Register